A bioética e suas implicações na saúde, na religião e na dignidade humana

SÉRIE PANORAMA DAS CIÊNCIAS DA RELIGIÃO

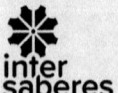

A bioética e suas implicações na saúde, na religião e na dignidade humana

Marlon Ronald Fluck

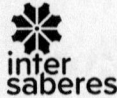

Rua Clara Vendramin, 58 | Mossunguê | CEP 81200-170 | Curitiba | PR | Brasil
Fone: (41) 2106-4170 | www.intersaberes.com | editora@intersaberes.com

Conselho editorial Dr. Ivo José Both (presidente) | Dr.ª Elena Godoy | Dr. Neri dos Santos | Dr. Ulf Gregor Baranow ‖ *Editora-chefe* Lindsay Azambuja ‖ *Gerente editorial* Ariadne Nunes Wenger ‖ *Assistente editorial* Daniela Viroli Pereira Pinto ‖ *Preparação de originais* Fabrícia E. de Souza ‖ *Edição de texto* Tiago Krelling Marinaska ‖ *Capa e projeto gráfico* Sílvio Gabriel Spannenberg | Willyam Bradberry e marssanya/Shutterstock (imagens) ‖ *Diagramação* Juliane Ramos ‖ *Equipe de design* Iná Trigo | Débora Cristina Gipiela Kochani ‖ *Iconografia* Regina Claudia Cruz Prestes

Dados Internacionais de Catalogação na Publicação (CIP)
(Câmara Brasileira do Livro, SP, Brasil)

Fluck, Marlon Ronald
    A bioética e suas implicações na saúde, na religião e na dignidade humana/ Marlon Ronald Fluck. Curitiba: InterSaberes, 2021. (Série Panorama das Ciências da Religião)

    Bibliografia.
    ISBN 978-65-5517-941-5

    1. Bioética 2. Dignidade humana 3. Ética 4. Religião e ciência 5. Saúde I. Título. II. Série.

21-55067   CDD-215

Índices para catálogo sistemático:
1. Ciência e religião   215

Cibele Maria Dias – Bibliotecária – CRB-8/9427

1ª edição, 2021.
Foi feito o depósito legal.
Informamos que é de inteira responsabilidade do autor a emissão de conceitos.

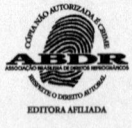

Nenhuma parte desta publicação poderá ser reproduzida por qualquer meio ou forma sem a prévia autorização da Editora InterSaberes.

A violação dos direitos autorais é crime estabelecido na Lei n. 9.610/1998 e punido pelo art. 184 do Código Penal.

SUMÁRIO

7 | Apresentação
10 | Como aproveitar ao máximo este livro

12 | **1 Bioética**
12 | 1.1 Raízes filosóficas da bioética
20 | 1.2 Raízes utilitárias e deontológicas da bioética
26 | 1.3 Concepções diferentes de bioética
33 | 1.4 Concepção transdisciplinar da bioética
37 | 1.5 Bioética e autonomia
40 | 1.6 Bioética, justiça e beneficência

50 | **2 Mudanças de paradigmas na sociedade**
50 | 2.1 Hiperespecialidade da ciência
55 | 2.2 Biossegurança
58 | 2.3 Genoma humano
68 | 2.4 Medicina individual e social
73 | 2.5 Princípio da dignidade

91 | **3 Limites da manipulação da vida**
91 | 3.1 Clonagem
98 | 3.2 Doação de órgãos
108 | 3.3 Abortos
116 | 3.4 Inseminação *in vitro*
123 | 3.5 Patentes de seres vivos

134 | **4 Bioética e saúde pública**
137 | 4.1 Autonomia e não dependência
146 | 4.2 Tratamento de sintomas ou causas
149 | 4.3 Tecnologia diagnóstica
154 | 4.4 Terapêutica agressiva
157 | 4.5 Solidariedade e justiça
159 | 4.6 Direito e avanços tecnológicos

166 | **5 Bioética e religiosidade**
168 | 5.1 Deus e autonomia do paciente
171 | 5.2 Saúde e cuidado daquele que sofre
178 | 5.3 Cuidado de si como condição para o cuidado dos outros na prática da saúde
180 | 5.4 Bioética e harmonia com a natureza
188 | 5.5 Ser humano e alteridade
190 | 5.6 Superação do vazio existencial individualista e utilitarista

199 | **6 Bioética e direitos humanos**
199 | 6.1 Dignidade humana
206 | 6.2 Limites da manipulação da vida
212 | 6.3 Justiça na distribuição de recursos da saúde
213 | 6.4 Mapeamento genético e privacidade
216 | 6.5 Transplantes de órgãos humanos
221 | 6.6 Direito das gerações futuras

230 | Considerações finais
233 | Referências
249 | Bibliografia comentada
254 | Respostas
255 | Sobre o autor

APRESENTAÇÃO

É uma alegria podermos percorrer juntos a temática deste livro. A bioética e suas implicações na saúde, na religião e na dignidade humana é uma grande prioridade para todos que se dedicam ao estudo das ciências da religião. A exigência intrínseca à religião, na sua caminhada de busca e vivência da verdade, é a ética e o compromisso com os direitos humanos e a realização plena de todas as pessoas.

Por isso, no primeiro capítulo, trataremos das bases conceituais da bioética. Veremos suas raízes filosóficas, com o conceito de ética de Sócrates e o desenvolvimento da ideia de bem como aspecto supremo, sempre em busca da verdade. Abordaremos as ideias de Epicuro sobre prazer e a revolução resultante do pensamento cristão. Também trataremos da ética descritiva, da ética normativa e da metaética.

Ainda nesse capítulo, discutiremos sobre raízes utilitárias e deontológicas da bioética e as abordagens baseadas na busca da felicidade (utilitarismo) ou dos deveres (deontológica).

Para essa parte da obra, traremos as diferentes concepções de bioética e sua concepção transdisciplinar, bem como a importância do respeito à autonomia e do resguardo da liberdade da pessoa de decidir por si própria. Vamos construir a relação da bioética com a justiça e a beneficência.

No segundo capítulo, estudaremos as mudanças de paradigmas ocorridas na sociedade. A organização disciplinar da ciência foi instituída no século XIX. Assim, a visão hiperdisciplinar se torna uma mentalidade de proprietário sobre parcelas de saber, surgindo a necessidade de repensar o modo pelo qual se estruturam os saberes. Durante o século XX, as mudanças ocorreram com grande velocidade, levando à necessidade de refletir a ciência de maneira multidimensional. Veremos que a bioética surgiu no contexto desse desafio globalizante.

Nesse sentido, ainda abordaremos outros aspectos relacionados, como genética, manipulação genética, medicina, dignidade humana, autonomia, racionalidade e conduta moral, entre outros.

No terceiro capítulo, vamos tratar dos limites da manipulação da vida, os quais se iniciam pela discussão da clonagem. Discutiremos a clonagem terapêutica e reprodutiva e os aspectos culturais, sociais, jurídicos e religiosos que norteiam os debates.

Na sequência, veremos a doação de órgãos e a importância do consentimento nesse contexto. Ligada a isso, aparecerá toda a dimensão do significado da morte, os critérios de morte, bem como os conceitos a ela relacionados, como o da alma e o de imortalidade.

Também faremos uma exposição sobre o aborto e a inseminação *in vitro*, ou seja, a intervenção humana no processo de geração da vida. Além disso, veremos a questão das patentes de seres vivos. Assim, a bioética assumirá um lugar de destaque no debate jurídico, e os princípios escolhidos para nortear o biodireito devem priorizar a proteção e o cumprimento dos direitos humanos.

No quarto capítulo, trataremos da relação da bioética com a saúde pública, as quais lutam pela prevenção da doença, pelo prolongamento da vida e pela promoção da saúde. No Brasil, a saúde pública deveria preservar a autonomia das pessoas na defesa da integridade, mas desde 1990 tem sido crescentemente mercantilizada. Diante disso, a Declaração Universal dos Direitos Humanos defende o respeito ao ser humano, desde a sua concepção até o término da vida.

No quinto capítulo, vamos estabelecer a relação da bioética com a religiosidade. A teologia auxilia a sociedade a respeitar o pluralismo da bioética. Veremos que a visão cristã da bioética busca a harmonia entre os seres humanos e o ecossistema.

No sexto e último capítulo, versaremos sobre o direito e a bioética sob uma relação dialética. Veremos que os princípios do respeito à autonomia, à justiça, à beneficência e ao não prejuízo são os fundamentos da bioética.

Por fim, podemos afirmar que a bioética se aplica aos limites e às fronteiras da vida. As gerações presente e futura precisam ser conscientizadas a respeito das decisões a serem tomadas e da sua repercussão sobre a existência.

Que seja feita a nossa parte para o bem de toda a humanidade!

COMO APROVEITAR AO MÁXIMO ESTE LIVRO

Empregamos nesta obra recursos que visam enriquecer seu aprendizado, facilitar a compreensão dos conteúdos e tornar a leitura mais dinâmica. Conheça a seguir cada uma dessas ferramentas e saiba como elas estão distribuídas no decorrer deste livro para bem aproveitá-las.

Introdução do capítulo
Logo na abertura do capítulo, informamos os temas de estudo e os objetivos de aprendizagem que serão nele abrangidos, fazendo considerações preliminares sobre as temáticas em foco.

Síntese
Ao final de cada capítulo, relacionamos as principais informações nele abordadas a fim de que você avalie as conclusões a que chegou, confirmando-as ou redefinindo-as.

Disponível em: <https://www.youtube.com/watch?v=OOZxwZyYqV4>
Acesso em: 26 jan. 2021.

Nesse vídeo, debatem-se as principais mudanças do milênio e os desafios enfrentados pelo ser humano contemporâneo.

ATIVIDADES DE AUTOAVALIAÇÃO

1. As questões éticas que a manipulação genética pode gerar no século XXI são um assunto importante para os pesquisadores. As discussões que despontam são concretizadas nos pontos de vista social, médico e, sobretudo, ético. Qual das alternativas relaciona exemplos de temas que compõem esse debate?
   A) Bancos populacionais de DNA; genes de comportamento; escolha de sexo; doenças genéticas; diagnóstico pré-natal; interrupção da gravidez.
   B) Bancos populacionais de DNA; genes de comportamento; escolha de sexo; doenças genéticas; diagnóstico pré-natal; ininterrupção da gravidez.
   C) Bancos populacionais de DNA; genes de comportamento; escolha de sexo; doenças genéticas; diagnóstico pós-natal; interrupção da gravidez.

Atividades de autoavaliação

Apresentamos estas questões objetivas para que você verifique o grau de assimilação dos conceitos examinados, motivando-se a progredir em seus estudos.

deve impedi-lo de qualquer atitude que posso provocar algo prejudicial à saúde de terceiros. Assim, o indivíduo é livre para cuidar de si, de acordo com suas próprias limitações, mas em hipótese alguma pode interferir negativamente em outro ser humano.

Agora, assinale a alternativa que apresenta a sequência correta:
A) V, F, F, V.
B) F, V, V, F.
C) F, F, V, V.
D) V, V, F, F.
E) V, F, V, F.

ATIVIDADES DE APRENDIZAGEM

Questões para reflexão
1. O indivíduo é autônomo para tomar qualquer decisão relacionada a sua existência? Justifique.
2. O princípio da dignidade humana acarreta algum significado especial na questão das relações humanas? Justifique.
3. De que modo você entende a liberdade como fruto da autonomia?

Atividades de aprendizagem

Aqui apresentamos questões que aproximam conhecimentos teóricos e práticos a fim de que você analise criticamente determinado assunto.

BIBLIOGRAFIA COMENTADA

ABBAGNANO, N. **Dicionário de filosofia**. São Paulo: M. Fontes, 2007.
É uma obra de referência no campo da filosofia. O autor mostra com precisão como foram se desenvolvendo os conceitos e como se articulavam e se articulam. Sublinha quando há ambiguidade de sentido, bem como a história linguística dos conceitos filosóficos, mostrando seu significado original e seus desenvolvimentos. Com 2.500 verbetes, muitos termos filosóficos estão registrados, explicados e documentados.

BARBAS, S. M. de A. N. **Direito do genoma humano**. Tese (Doutorado em Ciências Jurídicas) – Universidade Autónoma de Lisboa, Coimbra, 2007.

Bibliografia comentada

Nesta seção, comentamos algumas obras de referência para o estudo dos temas examinados ao longo do livro.

1

BIOÉTICA

A compreensão adequada de um conceito tão relevante como *bioética* é extremamente necessária ao ser humano no século XXI. Nesse sentido, é importante apontar os fundamentos desse saber que merecem destaque e, para tal intento, o presente capítulo procura esclarecer as raízes filosóficas, os pressupostos éticos e os princípios que norteiam o estudo desse conteúdo.

1.1 Raízes filosóficas da bioética

A fim de se entender as bases conceituais da bioética, é importante conhecer o modo como os filósofos construíram a reflexão ética.

Eles perceberam que o ser humano é um ser que age no mundo e, ao assim proceder, transforma a si mesmo e o ambiente a sua volta. As perguntas sobre essa ação envolvem o questionamento de problemas práticos, o que não extingue, no entanto, o pressuposto teórico nas decisões preteridas. Segundo Cortella (2009, p. 102), a ética é essencial para a convivência entre seres humanos, e "os nossos princípios e os nossos valores para existirmos juntos [...] é o conjunto de seus princípios e valores que orientam a minha conduta".

A reflexão ética no mundo ocidental é uma construção histórica, a qual é assim resumida:

Podemos dizer que a reflexão ética se inicia no mundo ocidental na Grécia antiga, no século V a.C., quando se acentua o desligamento da compreensão de mundo baseada nos relatos míticos. Os sofistas rejeitam o fundamento religioso da moral e consideram que os princípios morais resultam das **convenções sociais**. Por essa época destaca-se o esforço de Sócrates no sentido de se contrapor à posição dos sofistas, buscando os fundamentos da moral não nas convenções, mas na própria **natureza humana**. Seu discípulo Platão, no diálogo chamado *Eutifron*, mostra Sócrates discutindo inicialmente sobre as ações do homem ímpio ou santo conforme a ordem constituída, para então se perguntar em que consiste a impiedade e a santidade em si, independentemente dos casos concretos. (Aranha; Martins, 1992, p. 109, grifos do original)

Os sofistas, obviamente generalizando a compreensão, tinham uma percepção relativista da ética. Para eles, valor e verdade dependiam do contexto e da ordem em que o discurso era proferido.

Sócrates, em oposição aos sofistas, afirmava a necessidade da busca pela verdade. De fato, a importância do pensamento socrático pode ser percebida pela continuidade de suas ideias na história da filosofia. Sócrates é "uma personalidade que pertence à história universal" (Hegel, 1985, p. 39, tradução nossa). Em outra parte, Hegel (1985, p. 42, tradução nossa) acrescenta: "Por isso, as histórias antigas da filosofia destacam, como um dos méritos de Sócrates, o fato dele haver introduzido a ética como um novo conceito da história da filosofia, que, até então, somente se ocupava de investigar a natureza".

Desse modo distinto dos filósofos da *physis* (os pré-socráticos, cuja preocupação era procurar a *arché* – princípio – de tudo) e em contraponto aos sofistas, Sócrates fez da questão antropológica sua maior preocupação. O pensador ateniense trouxe ao debate o conceito de *moral e ética* como fundamento da consciência para o agir.

Platão, discípulo de Sócrates, também elaborou um modo de compreensão ética que adquire relevância por meio da busca pelo bem. Nos diálogos platônicos, há a descrição das virtudes e do bem como relacionadas à sabedoria e, de igual modo, seu contraponto, o vício identificado com a ignorância. A ética platônica fundamenta-se em uma perspectiva transcendente como a busca pela ideia perfeita.

Aristóteles, discípulo de Platão, tem uma perspectiva de ética que se constrói com base na noção de virtude. Rejeita a ideia platônica de bem; para ele, a finalidade última do ser humano é a felicidade, que consiste na ação conforme a virtude. Para o filósofo, a virtude pode ser adquirida e praticada pelo cultivo do hábito. Ser virtuoso é agir conforme a virtude, equilibrando as ações entre os vícios extremos pela falta e pelo excesso. Ao longo deste texto, veremos mais sobre o pensamento de Aristóteles.

O estoicismo é a corrente helenística que mais influenciou a filosofia ocidental. O conceito mais importante da ética estoica é o conceito de *virtude*, e é por meio dela que o sábio guia sua conduta moral, já que "o fim é viver conforme a natureza, quer dizer, viver segundo a virtude, de vez que a natureza nos conduz a ela" (Laercio, 1949, p. 62, tradução nossa). Para os estoicos, a razão tem um papel preponderante, visto ser ela privilégio do humano.

Outra perspectiva interessante de apresentar é a que provém da maneira de pensar de Epicuro. A proposta epicurista é de uma filosofia prática que procura evitar ou suportar a dor, o medo e o sofrimento. Essa ausência de sofrimento é a felicidade, prazer duradouro e serenidade de espírito. O alcance desse patamar é concretizado por meio da reflexão filosófica. A **ataraxia** (ausência de perturbações) é encontrada no equilíbrio entre prazer e dor, e para o filósofo o prazer é:

Não ter dores no âmbito físico, e não sentir falta de serenidade no âmbito da alma. Pois uma vida cheia de ventura não é formada por uma sequência infinita de bebedeiras e banquetes, pelo gozo de belos mancebos ou de lindas mulheres, nem tampouco pelo saborear de deliciosos peixes ou de tudo aquilo que uma mesa cheia de guloseimas possa oferecer; mas, pelo contrário, somente pelo pensamento claro, que alcança a raiz de todos os desejos e de tudo o que se deve evitar e que afugenta a ilusão que abala a alma como se fora um tufão. (Epicuro, 2006, p. 42)

O correto discernimento dos prazeres é que proporciona a tranquilidade de espírito. Para Epicuro (2006), há três tipos de prazeres: os naturais e necessários, os naturais e não necessários e os não naturais e não necessários. No que concerne aos primeiros, estão os essenciais para a sobrevivência e o bem-estar da saúde do corpo e da alma. No que tange aos segundos, estão os mais "exigentes", tais como o comer bem e tomar bebidas refinadas, que não são proibidos, mas precisam ser moderados e controlados. Na terceira classe de prazeres, estão os supérfluos, como os desejos de honrarias, e estes devem ser evitados. A escolha entre um prazer e outro deve ser feita racionalmente:

Princípio de tudo isso e sumo bem é a sabedoria. Por isso a sabedoria mostra-se ainda mais apreciável do que a filosofia, pois dela provêm todas as outras virtudes, enquanto nos ensina que não é possível viver prazerosamente senão vivendo sabiamente e bem, e de maneira justa senão também vivendo prazerosamente. As virtudes são, de fato, conaturais à vida feliz e esta é inseparável da virtude. (Epicuro, 2006, p. 42)

A sabedoria deve ser acompanhada da noção de bem maior e prazer maior diante de uma escolha. Assim, ao optar por algo, o indivíduo precisa verificar a quantidade de prazer ou dor em suas escolhas, saber suportar a dor quando necessário e quando recusar um prazer. Para Epicuro (2006, p. 40), "observando-se atenciosamente os desejos, aprende-se a tirar proveito de tudo o que procuramos e de tudo o que evitamos para a saúde do corpo e para a tranquilidade da alma".

Avançando na história, a revolução do pensamento cristão trouxe novidades ao ensino e à ética. O valor das pessoas mudou, pois "dependerá somente do indivíduo e de suas escolhas, e não da eventual sorte de a natureza tê-lo dotado com determinadas habilidades" (Barros Filho; Pompeu, 2015, p. 60). Inaugura-se o princípio da igualdade de direitos, segundo o qual o valor atribuído é delimitado pela maneira como uma escolha é concretizada:

> Sou tão livre quanto você para decidir o que fazer com o que disponho como recurso. Livre para deliberar sobre minhas próprias potencialidades.
>
> Assim, você poderá ter infinitamente mais possibilidades de ação e de intervenção sobre o mundo, mas a liberdade que temos de decidir o que fazer com os nossos recursos é a mesma para ambos. [...]
>
> E é exatamente daí que tiramos a igualdade. No momento em que o valor da conduta depende da liberdade da decisão sobre a própria conduta, passa-se uma régua que reconduz a zero as abissais diferenças de natureza entre os agentes. (Barros Filho; Pompeu, 2015, p. 62)

Outro princípio importante do pensamento cristão baseia-se na compreensão de liberdade. A noção de livre-arbítrio aponta para a compreensão de escolha diante da possibilidade apresentada. Para os filósofos cristãos, é a liberdade de escolha que traz a responsabilidade moral do ser humano.

Uma terceira herança do cristianismo é a noção de amor fraterno. A afirmação da máxima cristã de amor ao próximo é o que completa a tríade, gerando a percepção de igualdade, liberdade e fraternidade.

Continuando na história do pensamento ocidental, na Idade Moderna emergiu a noção de uma moral laica. À medida que as ideias de um supremo bem e de Deus perdiam espaço como construtores de discurso na ação moral, surgiram perguntas tais como: como saber se nossos desejos são corretos ou não? Se não há Deus, em que se baseia a moral?

Essas perguntas movimentam o pensamento moral moderno. Schneewind (2004, p. 218, tradução nossa) sintetiza a questão da moral moderna em três aspectos:

> 1) A primeira etapa é a separação gradual do pressuposto tradicional de que a moralidade deve proceder de alguma fonte de autoridade fora da natureza humana, apresentando a ideia de que a moralidade pode surgir de recursos internos à própria natureza humana. Foi o movimento da concepção de que a moralidade deve impor-se ao ser humano para a crença de que a moralidade pode se compreender como autogoverno ou autonomia do homem. Essa etapa começa com Ensaios, de Michel de Montaigne (1595), e culmina nas obras de Kant (1785), Reid (1788) e Bentham (1789).
>
> 2) Na segunda etapa, a filosofia moral se dedica, substancialmente, a criar e a defender a concepção da autonomia individual, fazendo frente a novas objeções e idealizando alternativas. Esse período vai da assimilação das obras de Reid, Bentham e Kant até meados do século XX.
>
> 3) Desde então, os filósofos morais têm deslocado a atenção do problema do indivíduo autônomo para as novas questões da moralidade pública.

A discussão contemporânea parte, assim, de uma construção histórica acerca da relação entre o que é o bem e a autonomia do sujeito. Partindo desse pressuposto, é importante tecer uma discussão sobre o conceito de *ética* e como ela é contemplada nos diversos manuais. Têm-se algumas distinções possíveis de serem observadas: ética descritiva, ética normativa e metaética.

A **ética descritiva** intenta descrever o modo de agir humano a fim de desenvolver uma teoria relevante, utilizando-se da observação, logo procura explicar os fenômenos oriundos da moral e, dessa forma, elaborar uma teoria moral. Utiliza-se de ciências como a sociologia, a psicologia, a antropologia etc. Estuda como as pessoas equacionam, indagando sobre a preocupação normativa e sua relevância, e como realmente se comportam em uma circunstância particular que traz problemas éticos (Zoboli, 2003, p. 30).

A **ética normativa** procura estabelecer uma norma de conduta universal segundo princípios racionais. É o modo de pensar de certa perspectiva filosófica que objetiva apontar a direção de um agir correto. Portanto, pode-se entender a ética normativa como a filosofia moral tradicional que, com base em pressupostos filosóficos, fundamenta os princípios da ação e do significado de agir bem, procurando definir as normas para avaliação das condutas e o fundamento para isso. "Conforma a busca dos fundamentos das normas e dos valores, o que a associa, indissoluvelmente, à crítica, ou seja, ao permanente questionamento de cada fundamentação" (Zoboli, 2003, p. 20).

Já a **metaética** consiste em uma abordagem que se preocupa com os enunciados morais, ou seja, tem uma perspectiva analítica, logo procura analisar os enunciados morais na ótica da filosofia analítica:

> A metaética envolve a análise da linguagem, ou seja, a investigação do sentido e significado dos termos morais, a lógica e linguística do equacionamento moral e as questões fundamentais de ontologia

moral, epistemologia e justificação. Assim, não consiste em investigações e teorias empíricas ou históricas, não implica estabelecer ou defender quaisquer juízos normativos ou de valor e não trata de responder a perguntas particulares ou gerais acerca do que é justo, bom ou obrigatório. Mas antes, empreende a busca de respostas a questões lógicas, epistemológicas ou semânticas [...]. (Zoboli, 2003, p. 20)

As perspectivas anteriores correspondem à tentativa da construção de uma ética filosófica que consiste na reflexão acerca da ação no mundo. Diante disso, algumas questões são levantadas: existem critérios universais para afirmar categoricamente o que é o certo, o bom e o justo? As decisões dos indivíduos podem ser tomadas racionalmente?

Essas perguntas acabam por condicionar a ideia do certo a um ambiente histórico e cultural específico e a tornar a compreensão do bem relativa. No entanto, não haveria a possibilidade de existir valores que possam ser tomados de maneira universal pelos indivíduos pertencentes a culturas e tempos históricos distintos? Para ampliar a discussão, o que são valores? Vejamos o exemplo proposto por Aranha e Martins (1992, p. 95, grifos do original):

> Olhe à sua volta. Escolha um objeto ou pessoa e faça um **juízo de realidade**: a) esta caneta é azul; b) esta caneta é nova; c) Maria saiu por aquela porta; d) a barraca está cheia de frutas; e) João foi à igreja.
>
> Observe também que, ao mesmo tempo, é inevitável fazer **juízos de valor**: a) esta caneta azul não é tão bonita quanto a vermelha; b) a caneta antiga escrevia melhor que esta; c) Maria não deveria ter saído antes de terminar o trabalho; d) as frutas fazem bem à saúde; e) orar reconforta o espírito.

Logo, podemos notar que estabelecer juízos é apresentar valores. Entretanto, o valor não existe por si mesmo, de modo intrínseco às coisas, mas é dado em uma relação entre um sujeito e um objeto. Desse modo, valorar é algo intrinsecamente humano.

O ser humano é um ser racional e, por esse motivo, as escolhas e as decisões por ele deliberadas precisam de uma justificativa lógica. As opções diante das alternativas diárias são selecionadas segundo um critério estabelecido. É interessante notar que o pressuposto elementar do agir humano é a liberdade. Assim, apenas um ser livre pode optar entre alternativas distintas. Nesse sentido, a ética reflete sobre a ação humana no quesito do bem e do mal escolhido de modo livre e não arbitrário. Duas perguntas, nesse aspecto, são recorrentes nos diferentes sistemas éticos: o que devo fazer? O que é o bem?

É claro que essas duas perguntas estão interligadas. É importante destacar que há uma hierarquia entre ambas porque só se sabe o que fazer quando se estabelece o que é o bem, ou seja, a alternativa da ação é valorativa. Ao se propor que existe um valor determinante na ação, é preciso estender a discussão para as perspectivas filosóficas que contribuem para esse debate, a saber, o utilitarismo e a deontologia. A escolha dessas duas linhas é justificada porque ambas auxiliam na compreensão dos atos éticos humanos de modo prático, uma estabelecendo preceitos éticos e a outra propondo critérios que constroem a bioética, a qual, por sua especificidade, tende a ser estabelecida sob uma perspectiva normativa.

1.2 Raízes utilitárias e deontológicas da bioética

O pensamento utilitarista é conduzido por um princípio teleológico. Assim, julga conforme as consequências das ações. Por conceder tanto destaque às consequências, o utilitarismo é uma ética denominada *consequencialista*. Segundo esse pensamento, o que deve conduzir as ações humanas é o princípio da utilidade, o qual Bentham (1979) apresenta como vinculado à produção da felicidade no ser humano, o que serve de meio para determinar a aprovação ou não das ações (Bentham, 1979, p. 4).

Nesse caso, a ponderação é a quantidade de prazer ou dor que a consequência de uma ação proporciona. O utilitarismo é uma alternativa à deontologia, que veremos a seguir. A primeira julga a qualidade da ação e a segunda, a qualidade dos resultados. Barros Filho e Pompeu (2015, p. 113) complementam:

> Gostaria de chamar a atenção do leitor para essa relação privilegiada entre aquilo que nos forçamos a respeitar, de um lado, e aquilo que consideramos mais importante, de outro lado. Espero que o leitor perceba a relevância dessa relação. Afinal de contas, é porque consideramos alguma coisa importante em nossa vida prática que faremos disso uma referência de moralidade, um princípio que respeitamos mesmo nas situações em que respeitá-lo implica perda.

Imediatamente percebemos que a escolha utilitarista segue um princípio norteador ao atribuir valor para a ação, ou seja, procura uma perspectiva normativa, mas conforme os resultados da escolha, e não a escolha em si. As decisões precisam ser pautadas por um bem maior; no caso do utilitarismo, o bem maior é a felicidade. A ideia de utilidade e valor relacionam-se em uma compreensão única.

Podemos perceber que a reflexão sobre a ação deve ponderar sobre a ação em si ou suas consequências. O resultado dessa ponderação é que caracterizará a percepção deontológica ou a compreensão utilitarista.

Podemos perceber que a ética utilitarista tem como enfoque principal os resultados oriundos das atitudes dos indivíduos. Já a ética deontológica é apresentada como a ética dos deveres. A deontologia é partícipe da ética normativa, o que significa que procura determinar qual ação ou regra é correta. Contudo, distintamente do utilitarismo – que é teleológico em sua essência, por se preocupar com as consequências da ação – as teorias deontológicas apelam para a **natureza** da ação.

Existem ações que são más antes de serem realizadas? Vejamos: essa questão não foca nos resultados ou em conceitos como *mal maior* ou *mal menor*. Desse modo, a pergunta não é comparativa ou consequencialista. Para um deontólogo, as mentiras "são más pelo tipo de coisa que são e, por isso, são más ainda que previsivelmente produzam consequências boas" (Davis, 2004, p. 293, tradução nossa). A ação é pensada a partir dela mesma. As limitações éticas não podem ser violadas em hipótese alguma. Assim:

> As concepções deontológicas tampouco se baseiam na consideração imparcial dos interesses ou do bem-estar dos demais, como nas teorias consequencialistas. Caso sejamos incentivados a nos abstermos de causar dano a uma pessoa inocente, ainda quando o dano causado a esta evitaria a morte de outras cinco pessoas inocentes, é óbvio que não contam por igual os interesses das seis: se assim fosse, seria permitido – se não cabalmente obrigatório – fazer o necessário para salvar as cinco pessoas (e causar dano a uma). Além disso, ainda que não resistamos à ideia de que podem somar-se os interesses, as concepções deontológicas não se baseiam em uma consideração imparcial de interesses, já que isso pareceria permitir – se não exigir – que sobrepujássemos o interesse das cinco pessoas frente ao da outra; pareceria permitir-mos (por exemplo) – se não exigirmos de nós – jogar cinco vezes a moeda, para que cada um dos interesses das pessoas recebesse a mesma consideração que se outorga aos interesses da outra. (Davis, 2004, p. 293, tradução nossa)

A preocupação valorativa da ação pela ação reflete, nas normas éticas, sua estrutura essencial. Na história da filosofia, a discussão acerca da validade universal é presente. No século V a.C., em Atenas, a discussão ética dos sofistas afirmava o relativismo das regras convencionais. Nesse cenário, a filosofia de Sócrates procurava estabelecer uma ética normativa. A máxima socrática é: não se deve cometer injustiça nem premiá-la.

A verdade em Sócrates habita o interior do ser humano; sua alma é essencialmente racional e é na razão que se deve encontrar o saber universal. Conhecer a si mesmo é conhecer a verdade. O método socrático é argumentativo e conduz à reflexão racional na procura da verdade, do bem absoluto. O mal é a ignorância da verdade.

Platão entende a ética como o bem e a justiça. O pensador grego pergunta em que consiste a vida própria do humano. Ao responder a essa questão, constrói um sistema de pensamento que envolve uma teoria do Estado e uma antropologia.

A antropologia platônica é uma compreensão dualista do ser humano. Existe uma parte material e mortal, o corpo, e uma parte imaterial e imortal, a alma. O ser humano vive bem quando se permite ser dirigido pela alma, ou seja, pela sua razão, e quando cultiva as virtudes da alma e não se permite ceder às paixões do corpo. A ideia de governo se relaciona com o conceito de alma na medida em que a pólis deveria ser o ambiente no qual as pessoas viveriam de maneira comunitária, com o bem como princípio regulador. O desafio da posição platônica é sua busca por critérios no mundo das ideias, a exemplo do que é exposto na obra *A República*.

Aristóteles, diferentemente de Platão, não procura a fundamentação para a "vida boa" na concepção de um mundo inteligível. Para Aristóteles, todas as atividades humanas buscam um bem, e o maior deles é a felicidade. Mas o que Aristóteles entende por felicidade? Para o pensador estagirita, a felicidade é a alma agir segundo a razão. Ele constrói racionalmente critérios para a vida feliz, entre os quais a ideia de mediania, o centro entre extremos, a moderação. Os valores morais propostos pelo pensador encontram-se entre os extremos dos vícios por exagero e por falta. Por exemplo, a coragem como meio-termo entre covardia e precipitação; a modéstia como meio-termo entre apatia e paixão; a justiça como meio-termo entre mérito e indiferença.

Esses pensadores gregos indicam, portanto, que o ideal ético é viver de acordo com a harmonia cósmica. A pergunta central para eles é como deve o homem viver para alcançar a felicidade, e a resposta está no uso da razão e na prática da virtude.

Na Era Moderna, destaca-se o pensamento de Immanuel Kant. Para o filósofo prussiano, o ser racional age de acordo com princípios, que podem ser máximos (princípio subjetivo da vontade) e imperativos (princípios objetivos de validade universal). Kant divide os princípios imperativos em hipotéticos ou categóricos. Os primeiros têm a preocupação com o resultado ou a finalidade da ação; os segundos, com a ação pela ação. Portanto, podemos tecer a seguinte estrutura de reflexão:

- Só podemos determinar nossas ações com uma lei imperativa para nós.
- Há uma distinção entre imperativo hipotético e imperativo categórico.
- O imperativo hipotético é aquele que manda agir como meio para um fim.
- O imperativo categórico manda agir tendo a ação como um fim em si mesmo.

Assim, percebemos que apenas concretiza-se uma ação boa com uma lei que seja imperativa sobre o nosso desejo e a nossa vontade. Esse imperativo não pode estar condicionado a interesses de modo que se deva "fazer alguma coisa porque quero qualquer outra coisa", mas "agir desta ou daquela maneira, mesmo que não quisesse outra coisa" (Kant, 2007, p. 86). De outro modo, podemos afirmar que se obedece à lei por medo de um castigo externo, o que não seria adequado no pensamento kantiano, ou porque a consciência moral assim determina pela racionalidade própria do humano. Portanto, quando as máximas são determinadas pelo imperativo categórico, agimos moralmente bem.

A pergunta sobre qual é o imperativo categórico que serve para os seres humanos é respondida por Kant (2007) da seguinte maneira: "Age apenas segundo uma máxima tal que possas ao mesmo tempo querer que ela se torne lei universal" (Kant, 2007, p. 59). Assim, cada máxima individual e subjetiva deve passar pelo critério da universalização, ou seja, verificar se a ação pode ser balizadora para as máximas de todos os seres os humanos. Por exemplo:

- Desviar dinheiro público: todos podem desviar dinheiro público.
- Mentir: todos podem mentir.

Tais afirmações não são passíveis de fundamentar um modo de agir universal, portanto não são moralmente aceitáveis ou boas. Para Kant, sentimentos ou tendências naturais não podem ser a referência para estabelecer um critério moral. Apenas a razão prática pode definir um modo de agir adequado e plausível.

Os exemplos dos pensadores citados representam a ética deontológica por afirmarem a validade dos princípios normativos. A ética deontológica contribui de modo significativo para a bioética por apresentar máximas morais que não podem invalidadas em hipótese alguma. As ações morais se desenvolvem segundo preceitos inescusáveis.

A distinção entre deontologia e utilitarismo consiste na compreensão entre o valor da ação e o valor da intenção, e ambas as percepções funcionam como pressupostos para a formação de uma ética normativa que auxilie na construção do pensamento bioético.

1.3 Concepções diferentes de bioética

A bioética, como exposta por Costa e Guilhem (2012), pode ser estudada, geralmente, sob três grandes abordagens: historicista, filosófica e temática.

A **abordagem historicista** consiste em discutir os aspectos históricos que teriam colaborado para o surgimento da disciplina (experiências dos campos de concentração, tratados de direitos humanos etc.). A **abordagem filosófica** debate a temática no horizonte da filosofia moral. Por fim, a **abordagem temática** encontra nos exemplos e nas situações vivenciais seu fundamento – nesse sentido, você já deve ter percebido que toda fala de bioética parte de um caminho específico para chegar a seu fundamento.

A partir da agora, vamos utilizar uma miscelânea das três perspectivas com o intuito de oferecer uma visão geral de todos os aspectos dessa disciplina tão relevante para a sociedade contemporânea.

Portanto, vamos estabelecer um diálogo sobre o conceito da disciplina. Primeiramente, como nasceu o pensamento acerca da bioética? Em 1971, um pesquisador estadunidense e oncologista chamado Van Rensselaer Potter escreveu a obra *Bioética: uma ponte para o futuro*. O texto aponta uma direção interessante porque esboça uma preocupação com os avanços científicos, especialmente da biotecnologia. Desse modo, Potter procura esboçar um ramo do conhecimento que auxilie a reflexão sobre os resultados, positivos ou negativos, da ciência sobre a vida, ou seja, propõe uma "ponte" entre as culturas científica e humanística. Questiona-se se foi Potter quem criou o neologismo *bioética*[1], mas foi ele quem institucionalizou essa palavra.

A discussão da bioética como disciplina é marcada pela Comissão Belmont, nomeada pelo governo dos Estados Unidos, que realizou estudos entre 1974 e 1978. O resultado foi o Relatório Belmont, que articulou três supostos princípios éticos, fundamentados nas tradições éticas do Ocidente, a saber: respeito à autonomia; à beneficência; e à justiça.

O primeiro princípio, **respeito à autonomia**, como explicado por Diniz e Guilhem (2002, p. 33), "contém pelo menos dois outros pressupostos éticos: os indivíduos devem ser tratados como agentes autônomos e as pessoas com autonomia diminuída (os socialmente vulneráveis) devem ser protegidas de qualquer forma de abuso". Isso significa a valorização da vontade individual na participação das pesquisas, ou seja, o consentimento diante do conhecimento da experiência a ser realizada.

O segundo princípio, **beneficência**, está ligado à ética deontológica médica ocidental. Esse princípio visa assegurar o bem-estar, "não causar qualquer dano ou mesmo maximizar os benefícios previstos. Na prática propõe uma avaliação sistemática e contínua da relação risco/benefício para as pessoas envolvidas" (Diniz; Guilhem, 2002, p. 33). Aqui temos, então, a ideia de não apenas fazer o bem, mas também de não fazer o mal.

Por fim, o terceiro princípio, **justiça**, é explicado da seguinte maneira no relatório:

---

1 "Bioética é um neologismo construído a partir das palavras gregas *bios* (vida) + *ethos* (ética). A Enciclopédia de Bioética de Reich consultada define-a como 'o estudo sistemático da conduta humana no âmbito das ciências da vida e da saúde'. Segundo bibliografia existente, esta palavra já vinha a ser utilizada por alguns autores desde o início do século XX, pelo que os poderemos considerar como os seus precursores. Estes já pugnavam pela necessidade de uma nova ciência holística, onde coubesse a consciência integral do homem perante tudo o que o rodeia, o que indiciava o prenúncio de uma nova vaga de pensadores saídos do movimento Iluminista, do chamado século das luzes, responsável pela formação da mentalidade moderna" (Azevedo, 2010, p. 255).

Quem deve receber os benefícios da investigação e suportar sua responsabilidade? Isso é uma questão de justiça, no sentido de "justiça na distribuição" ou "o que você merece". Uma injustiça ocorre quando um benefício ao qual uma pessoa tem direito é negado sem motivo válido ou quando impõe uma responsabilidade indevidamente. Outra maneira de interpretar o princípio da justiça é que iguais devem ser tratados igualmente. No entanto, essa ideia requer explicação. Quem é o mesmo e quem não é? Quais considerações justificam uma distribuição que não é equitativa? Quase todos os comentaristas aceitam que as distinções baseadas na experiência, na idade, na falta, na competência, no mérito e na posição são, por vezes, critérios que justificam um tratamento diferente para fins diferentes. É necessário, então, explicar em que aspectos as pessoas devem ser tratadas igualmente. Existem várias fórmulas, geralmente aceitas, de formas justas de distribuir responsabilidades e benefícios. Cada fórmula menciona alguma propriedade apropriada, segundo a qual responsabilidades e benefícios devem ser distribuídos. Essas fórmulas são: (1) devem ser dadas para cada pessoa participante de modo igual; (2) cada pessoa deve receber uma parte segundo a necessidade individual; (3) cada pessoa deve receber uma parte conforme seu esforço individual; (4) cada pessoa deve receber uma parte de acordo com sua contribuição social; (5) cada pessoa deve receber uma parte segundo seu mérito. Por muitos anos, as questões de justiça têm sido associadas a práticas sociais, como punição, impostos e representação política. Até recentemente, essas questões não haviam sido associadas à pesquisa científica, porém têm sido vislumbradas desde as primeiras reflexões sobre ética em pesquisa que incluem temas humanos. (Reporte Belmont, 1974, p. 5, tradução nossa)

Em outras palavras, tal perspectiva preza pelo tratamento dos iguais como iguais e dos diferentes como diferentes, o que corresponde a tratar cada um de acordo com a sua necessidade.

Em 1979, a bioética teve sua força teórica aumentada. Tom Beauchamp e James Childress publicam a obra *Princípios da ética biomédica*, que, segundo os autores, "oferece uma análise dos princípios morais que devem ser aplicados a biomedicina" (Beauchamp; Childress, citados por Diniz; Guilhem, 2002, p. 38). Nesse livro, o filósofo Beauchamp e o teólogo Childress seguiram a linha do Relatório Belmont, afirmando que os princípios éticos, adotados como referências e ferramentas morais, podem mediar os conflitos morais. Diniz e Guilhem comentam a relação entre o texto de Beauchamp e Childress dizendo que são sugeridos "quatro princípios éticos como base de uma teoria bioética consistente: autonomia (o chamado *respeito às pessoas*), beneficência, não maleficência e justiça" (Diniz; Guilhem, 2002, p. 39).

A novidade do texto encontra-se no **princípio da não maleficência**, que consiste em não fazer o mal e não causar danos. A ideia, que se desdobra do pensamento expresso nesta obra, no Relatório Belmont e em *Princípios da ética biomédica*, é denominada **teoria principialista**.

As novidades, portanto, o princípio da não maleficência, que para muitos autores seria uma declinação do mandamento hipocrático de beneficência, e a substituição do princípio de respeito às pessoas pela autonomia, foram duas mudanças de forte impacto para a bioética dos anos 1970. Em nome disso, a *teoria principialista*, designação genérica pela qual ficou conhecida a teoria dos quatro princípios éticos elaborada por Beauchamp e Childress, constituiu-se a teoria dominante da bioética por cerca de duas décadas, confundindo-se, inclusive, com a própria disciplina. (Diniz; Guilhem, 2002, p. 39)

É importante destacar que a nomenclatura *teoria principialista* não é usada de modo consensual por todos os pesquisadores e autores da área de bioética, visto que todas as perspectivas possíveis são embasadas em fundamentos e princípios éticos, ou seja, em resumo, todas as teorias bioéticas seriam principialistas. Entretanto, trata-se apenas de certo preciosismo conceitual (Diniz; Guilhem, 2002, p. 40).

Há outro modelo de bioética, denominado *personalista*. A distinção encontra-se no conceito de pessoa. Essa maneira de pensar a percepção bioética é oriunda da Itália, no Istituto di Bioetica da Università Cattolica Del Sacro Cuore, em Roma, com base na obra de Elio Sgreccia, fundador desse centro. A **teoria personalista** entende que "antes de serem considerados princípios ou normas de ação, é preciso que olhemos para um fundamento, para o lugar de onde deve surgir a solução de um dilema bioético – a pessoa humana" (Ramos; Lucato, 2010, p. 60).

No personalismo, não existem princípios como no principialismo – o que gera críticas pelos opositores –, mas há características fundamentais: a primeira é que o indivíduo humano é único e original, como comenta Lukac (2007, p. 25, tradução nossa):

> O mistério do ser humano único e irrepetível pressupõe que cada pessoa dá um sentido original a sua existência e constrói sua própria identidade por meio do projeto de vida que desenha para si. Segundo Schotsmans, a descoberta de que cada pessoa é diferente, única em talentos, habilidades e sentimentos, foi tomada de forma radicalizada no conceito de *autonomia*. Em vez disso, após a experiência radical da Primeira Guerra Mundial, os filósofos existencialistas mantiveram a originalidade da experiência de cada ser humano, mas aceitaram a necessidade de uma busca complementar que não limitasse a experiência do indivíduo isolado.

A **singularidade da existência do indivíduo** é o ponto marcante dessa primeira característica. Ressalta-se que a experiência do indivíduo isolado não pode ser a determinante, uma vez que a construção do sujeito se dá em relação com o outro e em suas vivências em sociedade.

Outro aspecto que Lukac (2007) expõe é que **a pessoa humana é relacional e intersubjetiva**, e essa ideia requer a compreensão do primeiro aspecto. Relaciona-se à abertura para com os semelhantes, trabalhada por Martin Buber e radicalizada por Emmanuel Levinas, o qual "tematizou a alteridade do outro que me é oferecido em seu outro ser. Essa filosofia se traduz no seguinte questionamento ético: em que medida me permito ser questionado pelo outro?" (Lukac, 2007, p. 25, tradução nossa).

Temos, ainda, a **questão da comunicação e da solidariedade**. Novamente, conforme Lukac (2007, p. 26, tradução nossa):

> A perfeição do ser humano ocorre no seio da sociedade. Os excessos da Revolução Industrial e do totalitarismo levaram as vítimas do desespero social a colocar na mesa o objetivo da responsabilidade conjunta. Filosoficamente, Schotsmans relaciona essa reação de solidariedade à Escola de Frankfurt, enfatizando as contribuições de Adorno e Horkheimer. Embora o filósofo belga argumente que nunca será possível fazer a sociedade perfeita, devemos trabalhar para abordar o ideal de justiça tanto quanto "humanamente possível". Aqui ele também se refere à influência da teologia política, mas não faz nenhuma menção à doutrina social da Igreja, então pode-se presumir que se refere à teologia da libertação. Em qualquer caso, o modelo filosófico citado para esse aspecto é a ética comunicativa de Karl-Otto Apel. Com o apelo, diz Schotsmans, é a primeira vez na história da reflexão antropológica que o ser humano se coloca no dever de assumir responsabilidade solidária. Éticas individual e relacional não são suficientes.

Esses três aspectos integrados articulam um senso moral com o princípio personalista, no qual as dimensões da unicidade e da intersubjetividade relacional e solidária são os parâmetros essenciais. O que se percebe, sob a ótica personalista, é a consideração do outro na tomada de decisões e deliberações.

Rodrigues (2015, p. 215) sintetiza da seguinte maneira as semelhanças e as diferenças entre principialismo e personalismo:

> Os dois modelos, principialismo e personalismo, se fundamentam na racionalidade da natureza humana para postular seus princípios éticos, ou seja, apresentam uma ética racional, porém, por vias diferentes, pois no principialismo a razão é universal e se dá *a priori* pela natureza racional do ser humano; no personalismo a razão é comunicativa, discursiva e se dá pelo diálogo, pelo consenso produzido no grupo. Deste modo, o principialismo produz uma ética autônoma, fundada no sujeito racional, orientado por um princípio moral universal, o imperativo categórico, e o personalismo produz uma ética heterônoma, fundada no consenso gerado no grupo. Como consequência desse fundamento, a validade da norma no principialismo é universal, pois está assentada na natureza racional do ser humano, e no personalismo é contextual, depende da aceitação do grupo.

Com essas explicações, podemos perceber algumas questões básicas. A primeira é o entendimento da valorização da ética em conjunto com a ciência. Outro ponto é que a bioética é conduzida por teorias. Por fim, vimos que a bioética é uma disciplina nova, embora suas raízes estejam nas diversas construções filosóficas produzidas ao longo da história. Cabe ressaltar que, na sequência, daremos maior destaque à bioética principialista por causa da proposição de princípios como pressupostos normativos e norteadores da prática.

Para finalizarmos esta seção, destacamos que a bioética, em sua apreensão contemporânea, "tem como objetivo indicar os limites e as finalidades da intervenção do homem sobre a vida, identificar os valores de referência racionalmente proponíveis, denunciar os riscos das possíveis aplicações" (Leone; Privitera; Cunha, citados por Junqueira, 2012, p. 2). O conceito de *vida* precisa ser esclarecido – a ideia de vida é mais abrangente que apenas a vida humana, pois apreende toda a compreensão ecológica e ambiental. Assim, a reflexão bioética conduz o ser humano a pensar sobre as consequências de suas ações ao interferir na vida.

1.4 Concepção transdisciplinar da bioética

A bioética, pela sua própria especificidade, é um saber que não está contido em apenas uma disciplina, logo não pode ser definida segundo um modelo tradicional de ensino que pretenda restringi-la como um conhecimento isolado. A discussão que a bioética propõe é partícipe de diversos saberes. Os conceitos que podem envolver tal enlace, no entanto, precisam ser esclarecidos, a saber, a multidisciplinaridade, a interdisciplinaridade e a transdisciplinaridade. Vamos observar o que Edgar Morin (2003) comenta acerca do assunto:

> a interdisciplinaridade pode significar, pura e simplesmente, que diferentes disciplinas são colocadas em volta de uma mesma mesa, como diferentes nações se posicionam na ONU [Organização das Nações Unidas], sem fazerem nada além de afirmar, cada qual, seus próprios direitos nacionais e suas próprias soberanias em relação às invasões do vizinho. Mas interdisciplinaridade pode significar também troca e cooperação, o que faz com que a interdisciplinaridade possa vir a ser alguma coisa orgânica. A multidisciplinaridade constitui uma associação de disciplinas, por conta de um projeto ou de um objeto que lhes sejam comuns; as disciplinas ora são convocadas como técnicos especializados para resolver tal ou qual problema; ora, ao contrário, estão em completa interação para conceber esse objeto e esse projeto, como no exemplo da hominização. No que concerne à transdisciplinaridade, trata-se

frequentemente de esquemas cognitivos que podem atravessar as disciplinas, às vezes com tal virulência, que as deixam em transe. (Morin, 2003, p. 115)

Podemos notar que a compreensão precisa dos conceitos, de fato, é complexa por causa dos diversos significados possíveis dos próprios termos. Entretanto, com as observações de Morin, podemos apontar algumas considerações interessantes:

- Os saberes humanos não podem ser tratados de maneira isolada.
- Os saberes podem ser tratados por meio de ações que lidam com atitudes conjuntas baseadas na cooperação, em objetos comuns ou em projetos comuns.

Desse modo, a discussão constrói-se com base em como essa relação dá-se no conhecimento específico tratado. A bioética é uma forma de saber inovadora e traz desafios de ordem acadêmica. Nesse sentido, é importante lidar com o fato de que a "Bioética se desenvolve num contexto caracterizado pela confluência de saberes de várias disciplinas e em plena era da ciência moderna" (Lima, 2010, p. 103), ou seja, na história presente percebeu-se que a divisão arbitrária de conhecimentos não é adequada ao próprio conhecimento, visto que se dá de modo integrado e, nesse caso, a bioética desponta como um estudo que demonstra essa inter-relação. Sob esse aspecto, é necessário adequar os termos apresentados anteriormente ou, como Lenoir (1996) alerta:

> Se o escopo da bioética deve ser multidisciplinar, resta saber se é preferível tê-la dentro de uma formação disciplinar clássica – com o educador encarregado, responsável por recorrer às competências de outros participantes, segundo as modalidades que ele pode definir – ou se deve constituir uma nova disciplina por inteiro. Nessa última hipótese se coloca o problema da concepção da formação a ser usada pelos futuros professores de bioética. (Lenoir, 1996, p. 68-69)

Sobre a multidisciplinaridade, já vimos que pode tratar-se de uma associação de disciplinas que visa a um objeto ou projeto comum. Lima (2010, p. 104) observa que, "na elaboração geral de cursos e currículos, a multidisciplinaridade é a forma mais simples e a mais usada em qualquer parte do mundo". O problema da multidisciplinaridade é que a justaposição das disciplinas não faz uma conexão, ou seja, cada uma trata do assunto segundo seus próprios pressupostos. A dificuldade desse modelo para a bioética é que o pesquisador dessa área precisa articular simultaneamente diferentes áreas, como a biologia, a medicina, a filosofia, a enfermagem, a sociologia, a economia, a política, a teologia, o direito e a comunicação social.

> A simples justaposição de conhecimentos de antropologia filosófica, biologia, genética, ética, filosofia e direito sem que os professores percebam a interdependência conceitual entre estas disciplinas, sua unidade conceitual e conheçam a especificidade de seus conteúdos, jamais resultará em ensino eficaz. (Azevêdo, 1998, p. 132)

A proposta da interdisciplinaridade é adotada nas universidades americanas (Lima, 2010). Nesse caso, ocorre uma relação disciplinar que procura estabelecer um diálogo entre as diversas ramificações do conhecimento humano, para construir um conhecimento comum. Não obstante, a interdisciplinaridade não deve ser compreendida como o ápice da proposta pedagógica da bioética; antes precisa ser entendida como uma ponte para a transdisciplinaridade.

Por fim, a transdisciplinaridade é desafiadora devido ao próprio modelo tradicional de ensino interiorizado pela educação vigente. A compreensão da necessidade de uma unidade conceitual entre as disciplinas é o pressuposto da transdisciplinaridade. A emersão desse modelo, para o ensino da bioética, pode se dar de acordo com alguns pressupostos (Lima, 2010, p. 104):

- nova consciência e responsabilidade ética da opinião pública;
- possibilidades acrescidas das ciências biomédicas;
- complexificação das ciências da vida, da saúde e do ambiente;
- eventual uso indevido das novas tecnologias e abusos cometidos por clínicos;
- complexidade dos problemas no campo da biomedicina, tecnicização da medicina e desumanização das terapias médicas;
- insegurança ética de alguns profissionais da saúde devido a uma formação em ética menos sólida que a desejável;
- infração da congruência e da coerência exigível a todo o sistema teórico ou o resvalar para uma postura eclética no exercício da atuação bioética;
- pluralismo ético da sociedade;
- pluridisciplinaridade, interdisciplinaridade e transdisciplinaridade na abordagem dos temas, assuntos, problemas e dilemas éticos;
- maior consciência da importância dos direitos do homem;
- implementação do consentimento informado, livre e esclarecido;
- crise da noção de progresso como essencialmente positivo e a intensificação do questionar da ciência;
- a problematização de uma adequada distribuição dos recursos técnicos e humanos;
- a convivência de diferentes convicções religiosas e seculares.

Esses fatores sintetizados por Lima (2010) convergem para a apresentação transdisciplinar da bioética, em razão dos novos desafios da história contemporânea, oriundos da tecnologia e dos novos modos de ser e estar no mundo resultantes dos processos históricos. A bioética propõe uma concepção integral do ser humano e trata de temas até então inéditos na história. Portanto, sua abordagem não está restrita a apenas um modo de percepção ou, melhor dizendo, a uma disciplina exclusiva, mas, sim, faz uma relação de diferentes saberes, o que aponta a própria universalidade da humanidade. Assim, pela compreensão transdisciplinar, a bioética torna-se um horizonte de práticas híbridas para tratar de assuntos complexos inerentes à vivência humana.

1.5 Bioética e autonomia

A ética normativa, como já mencionado anteriormente, sugere princípios e valores que determinam a conduta do indivíduo. Tanto a perspectiva utilitarista quanto a deontológica caminham nessa direção, embora o façam por percursos distintos. A bioética procura estabelecer, por meio do diálogo, da reflexão e da pesquisa, referências de conduta nos dilemas e nas escolhas. Nesse sentido, é normativa. O respeito à autonomia, também já apresentado anteriormente neste texto, é uma dessas referências. Mas o que se entende realmente por autonomia e qual a sua relevância para o estudo, o ensino e a pesquisa em bioética?

A autonomia é o primeiro princípio da bioética principalista – que é o modelo de análise comumente utilizado e de grande aplicação na maioria dos países, introduzido por Beauchamp e Childress em 1989. Os princípios não são entendidos de modo hierárquico, mas como referências convergentes. Voltando ao princípio em questão, da autonomia, de modo abrangente significa a condição de uma pessoa, ou de um grupo de pessoas, de se determinar por si mesmo, ou seja, de se conduzir por suas próprias leis.

O entendimento antropológico moderno contemporâneo traz um valor central ao ideal de humano, que se trata de um ser dotado de liberdade. Ao supor a liberdade como constituinte da existência humana, aponta-se um horizonte de responsabilidade individual e de escolha. São facultadas ao humano a capacidade decisória e a culpa por suas próprias decisões. O princípio da autonomia resguarda a liberdade da pessoa ao decidir por si própria.

A autodeterminação não significa a liberdade de fazer o que desejar, visto que há limitações morais socialmente aceitas no que concerne ao respeito ao outro, bem como aos casos em que a capacidade de escolha é diminuída por fatores legais e/ou biológicos.

Uma das bases teóricas da relação entre autonomia, liberdade e decisão encontra-se em John Stuart Mill (2011). Para o pensador, o ser humano é capaz de deliberar e decidir acerca de suas ações, e cabe ao homem "descobrir qual parte da experiência recolhida é aplicável às suas próprias circunstâncias e caráter" (Mill, 2011, p. 117). Deve-se ressaltar que "a liberdade do indivíduo deve ser limitada dessa maneira; ele não deve tornar a si mesmo um problema para as outras pessoas" (Mill, 2011, p. 114).

Em Mill (2011), há uma relação entre a vivência individual e a convivência social: "quanto da vida humana deve caber à individualidade, e quanto à sociedade? [...] Qual seria então o justo limite para a soberania do indivíduo sobre si mesmo?" (Mill, 2011, p. 141). Isso significa que a liberdade individual de agir deve ser restrita quando atinge a terceiros, ou seja, como ser social e na ação com o outro, regras de convivência devem ser respeitadas e o outro é o limite da autonomia. Entretanto, quanto a si mesmo, a ação deve ser livre (Mill, 2011, p. 144).

Outro autor que colabora para a reflexão sobre o princípio da autonomia é de Kant, já citado anteriormente. A proposta de Kant (2007) é que apenas o pensamento racional proporciona a liberdade. A reflexão kantiana caracteriza-se pela imposição moral, fundamentada na liberdade do indivíduo em obedecer ao imperativo, ou seja, a razão é a ordenadora do agir do ser humano, logo o ser racional

> existe como fim em si mesmo, não só como meio para o uso arbitrário desta ou daquela vontade. Pelo contrário, em todas

as suas ações, tanto nas que se dirigem a ele mesmo como nas que se dirigem a outros seres racionais, ele tem sempre de ser considerado simultaneamente como fim [...] [e] daquilo que é necessariamente um fim para toda a gente, porque é fim em si mesmo. (Kant, 2007, p. 68-69)

Nesse caso, vale a ideia da lei universal compreendida como um imperativo moral. Nas palavras de Kant:

Ora, todos os imperativos ordenam ou hipotética – ou categoricamente. Os hipotéticos representam a necessidade prática de uma ação possível como meio de alcançar qualquer outra coisa que se quer (ou que é possível que se queira). O imperativo categórico seria aquele que nos representasse uma ação como objetivamente necessária por si mesma, sem relação com qualquer outra finalidade. (Kant, 2007, p. 50)

A contribuição kantiana demonstra a capacidade racional do ser humano e, segundo Zimmermann (2006), pode-se dizer "que o homem, para Kant, assume figura central, pois sendo ele sujeito cognoscente (consciência moral) dá a si mesmo a sua própria lei. Ele é criador e está no centro tanto do conhecimento quanto da moral" (Zimmermann, 2006, p. 65-66). Nesse sentido, a autonomia do indivíduo consiste em sua capacidade de obedecer às leis da razão.

A questão que se estabelece é o modo pelo qual o princípio da autonomia se desdobra na bioética. O respeito à liberdade e à autonomia do indivíduo deve ser considerado na ação que procura interferir na individualidade do ser humano.

1.6 Bioética, justiça e beneficência

A justiça como princípio referencial para a ação em bioética foi discutida no Relatório Belmont, conforme Diniz e Guilhem (2002, p. 34):

> Esse princípio é o que mais intimamente está relacionado às teorias da filosofia moral em vigor nos Estados Unidos por ocasião da elaboração do relatório. A equidade social, entendida tal como o filósofo John Rawls vinha propondo, isto é, como o princípio do reconhecimento de necessidades diferentes para a defesa de interesses iguais, era uma das grandes novidades apresentadas pelos membros da comissão. Dentre inúmeras implicações práticas, a referência a esse princípio exige, por exemplo, um cuidado redobrado na escolha dos participantes da pesquisa científica. Em nome disso, a divulgação do relatório, e especialmente a inclusão desse princípio, foi decisiva para a proteção dos seres humanos envolvidos em pesquisas.

A análise ressalta a importância e a relevância desse princípio para o desenvolvimento da ciência bioética. A justiça impõe o dever de dar a cada um o que lhe é devido, ou que lhe pertence, de benefícios ou direitos e de responsabilidades ou deveres. Na tentativa de se compreender o real significado de *justiça*, podemos perceber um eixo norteador comum às diferentes teorias, a saber, o fundamento racional: casos ou pessoas iguais devem ser tratados de forma igual e casos ou pessoas desiguais devem ser tratados de forma desigual. É interessante notar que o princípio da justiça caminha junto com a ideia de beneficência, porque ambos procuram promover o bem das pessoas.

A beneficência como princípio bioético não pode ser compreendida apenas como atos de bondade e caridade, mas sim como algo mais forte e obrigatório. O Relatório Belmont (1974) acrescenta duas regras gerais que complementam a ideia de beneficência:

- Não causar dano.
- Acrescentar ao máximo os benefícios e diminuir os danos possíveis.

A noção de beneficência, em sua estrutura e segundo a leitura do Relatório Belmont (1974), desdobra-se na ideia de não maleficência, firmando-se na tradição deontológica hipocrática de não causar dano ao outro:

> O mandamento hipocrático *não faça mal* tem sido um princípio fundamental da ética médica por muitos anos. Claude Bernard estendeu para o campo da pesquisa ao dizer que não se deve ferir uma pessoa, não importando quais benefícios o ato pode trazer aos outros. No entanto, mesmo evitando danos, é preciso saber o que é prejudicial e, no processo de obter essa informação, as pessoas podem estar expostas ao risco de danos. Além disso, o juramento hipocrático exorta os médicos a beneficiar seus pacientes "de acordo com seu conhecimento". Aprender o que realmente beneficiará pode exigir a exposição de pessoas a riscos. (Reporte Belmont, 1974, p. 4, tradução nossa)

A aplicação dessas percepções não exclui a dificuldade de afirmar o que é o bem ou o mal, já que a beneficência e a maleficência suscitam intensos debates. Há diversos exemplos que podem ser citados, como parar o tratamento de doentes terminais ou de nascituros com limitações físicas graves; "o aborto de crianças com anomalias fetais graves; o processo decisório de pessoas incompetentes" (Diniz; Guilhem, 2002, p. 49). Esses casos demonstram a dificuldade de estabelecer uma conduta moral respaldada em um valor absoluto universalmente válido.

A justiça, ao relacionar-se com a beneficência e a maleficência, ou seja, com a ideia geral de bem agir e não causar dano, procura propor um horizonte de reflexão com base no conceito de justiça distributiva. A raiz dessa ideia é encontrada no pensador grego Aristóteles.

Cabe nesta parte da discussão destacar que, em sua obra *Ética a Nicômaco* (1991), o pensador grego enfatiza o aspecto indissociável da harmonia entre o ser humano e o cosmos. O filósofo compreende a justiça como uma virtude que rege as relações entre as pessoas na cidade e com esta. Aristóteles inicia o desenvolvimento da discussão acerca da justiça afirmando que:

> Vemos que todos os homens entendem por justiça aquela disposição de caráter que torna as pessoas propensas a fazer o que é justo, que as faz agir justamente e desejar o que é justo; e do mesmo modo, por injustiça se entende a disposição que as leva a agir injustamente e a desejar o que é injusto. (Aristóteles, 1991, p. 96)

Desse modo, justiça é vista por Aristóteles como algo prático, e ela é a maior das virtudes. Justo é aquele que age segundo as leis e alcança a harmonia de acordo com a teleologia da ação. Justo é aquele que respeita as leis (justiça absoluta) e a igualdade (justiça particular). Injusto é quem viola a lei, usurpa o que lhe não é devido e não respeita a igualdade.

Neste ponto, é importante ampliar a discussão sobre o entendimento aristotélico de virtude, visto ser a justiça assim compreendida pela reflexão do estudioso grego. A noção de virtude é apresentada com a noção de meio-termo. A virtude é a compreensão da ação que fica entre os excessos. Nesse sentido, a atitude virtuosa é aquela que não é realizada seguindo os vícios que são caracterizados pelo critério de excesso e falta.

A justiça é um comportamento e torna-se virtude completa quando efetivada em relação ao próximo:

> a justiça é muitas vezes considerada a maior das virtudes, e "nem Vésper, nem a estrela-d'alva" são tão admiráveis; e proverbialmente, "na justiça estão compreendidas todas as virtudes". E ela é a virtude completa no pleno sentido do termo, por ser o exercício atual da virtude completa. É completa porque aquele que a possui pode exercer sua virtude não só sobre si mesmo, mas também sobre o seu próximo, já que muitos homens são capazes de exercer virtude em seus assuntos privados, porém não em suas relações com os outros. (Aristóteles, 1991, p. 98-99)

Assim, o pior dos homens é o que age mal para consigo mesmo e para os outros, enquanto o melhor age de maneira oposta. Portanto, a justiça está localizada no campo ético-prático. Justo é quem pratica atos justos, e "chamamos justos aqueles atos que tendem a produzir e a preservar, para a sociedade política, a felicidade e os elementos que a compõem" (Aristóteles, 1991, p. 98). A justiça como virtude é disposição de caráter e tem por fim as ações dos humanos como seres racionais.

No Capítulo II, Livro V, de *Ética a Nicômaco*, Aristóteles (1991) trabalha o tema da justiça particular, partícipe da justiça total, que é o respeitar as leis, dividida em justo particular distributivo e justo particular corretivo:

> Da justiça particular e do que é justo no sentido correspondente, (A) uma espécie é a que se manifesta nas distribuições de honras, de dinheiro ou das outras coisas que são divididas entre aqueles que têm parte na constituição (pois aí é possível receber um quinhão igual ou desigual ao de um outro); e (B) outra espécie é aquela que desempenha um papel corretivo nas transações entre indivíduos. (Aristóteles, 1991, V, 1131a)

A justiça distributiva, assim, refere-se a toda forma de distribuição existente na pólis (lugar por excelência da convivência), seja de dinheiro, honras, cargos e bens destinados aos governados. Desse modo, a justiça corresponde plenamente à moral. Nesse ponto, é importante destacar que:

> No justo distributivo o todo está para o todo, assim como a parte está para a parte correspondente. Entre os quatro termos, pelo menos, presentes na distribuição, há uma distinção semelhante entre as pessoas e as coisas, isto é, a razão de dois deles é a mesma que aquela presente entre os outros dois. (Amorim, 2011, p. 78)

O que podemos perceber é o modo de compreensão da justiça como busca pela equidade. Já a justiça corretiva seria o corrigir o ato injusto. Portanto, a justiça em bioética se dá pelo tratamento equitativo de acordo com a dignidade humana e pelo tratamento corretivo quando necessário.

Na contemporaneidade, Rawls (2000) reafirma o pensamento aristotélico ao citar que a estrutura social é o alvo primário da justiça, ou seja, a forma como ocorre a distribuição de "direitos e deveres fundamentais e [...] a divisão de vantagens provenientes da cooperação social" (Rawls, 2000, p. 7-8).

Logo, a proposta de Rawls (2000) é observar a equidade com distribuição de direitos, deveres e liberdades básicas e perceber o princípio da diferença na questão da compensação. Assim, as decisões ficam embasadas na compreensão da dignidade humana e atendem ao ser humano como fim em si mesmo.

Síntese

Neste primeiro capítulo, vimos que, para entender as bases conceituais da bioética, é importante conhecer como os filósofos articularam a reflexão ética, que, no caso, considera o ser humano como alguém que age no mundo, transformando o ambiente a sua volta. A ética é, portanto, fronteira da nossa convivência.

Sócrates foi o filósofo que introduziu um conceito novo para *ética*, como ideia do bem supremo, finalidade última da filosofia.

Na sequência, vimos que houve uma expansão do pensamento para o epicurismo, o qual acentua o prazer e a procura por evitar a dor, o medo e o sofrimento.

Avançando na história das raízes filosóficas, abordamos o pensamento cristão, que trouxe novidades para o campo da ética com o princípio da igualdade de direitos, a compreensão da liberdade vinculada ao conceito de livre-arbítrio e a ênfase no amor fraterno. Desenvolvemos a ética descritiva, a ética normativa e a metaética. Assim, tentamos construir uma ética filosófica que consiste na reflexão sobre a ação no mundo.

Em seguida, abordamos as raízes utilitárias e deontológicas. A escolha utilitarista segue o princípio da atribuição de valor à ação humana, para a qual o bem maior é a felicidade. A ética deontológica, por outro lado, se apresenta como a ética dos deveres.

Na Era Moderna, destacamos o pensamento de Kant, que divide os imperativos éticos em *hipotéticos* e *categóricos*. Para o filósofo prussiano, devemos agir de acordo com aquilo que quisermos que se torne lei universal e somente a razão prática pode definir um modo de agir adequado.

Na sequência, tratamos das diferentes concepções de bioética, bem como do surgimento como disciplina, com base nos princípios do respeito à autonomia, à beneficência e à justiça. Vimos, também, que a bioética é um saber transdisciplinar. Os saberes humanos não podem ser tratados de maneira isolada; devem ser considerados por meio de ações que lidam com atitudes conjuntas. O conhecimento precisa ser visto de maneira integrada, assim a bioética traz uma concepção integral de ser humano.

Na bioética, o respeito à autonomia é eixo central, visto que resguarda a liberdade do ser humano de decidir por si mesmo. Essa liberdade é limitada pelo respeito à alteridade. Segundo Kant, a autonomia consiste na capacidade de seguir as leis da razão.

Por fim, abordamos a relação entre bioética, justiça e beneficência. A justiça impõe o dever de dar a cada um o que é de direito em benefícios ou direitos bem como em responsabilidades ou deveres. A justiça é disposição de caráter e tem por fim as ações dos humanos como seres racionais. É necessário observar a equidade na prática de direitos, deveres e liberdades, e as decisões devem ser embasadas na dignidade humana.

Indicação cultural

CAFÉ FILOSÓFICO CPFL. **Ética e bioética nos dias de hoje**: Mario Sergio Cortella e Paulo Sadiva. Disponível em: <https://www.youtube.com/watch?v=Q0h-a6GAW1E>. Acesso em: 26 jan. 2021.

Pensar acerca da possibilidade dos valores que dirigem nossa conduta é fundamental para a nossa existência em comunidade, especialmente ao se tratar de temas complexos relacionados à bioética. Nesse vídeo, o professor Mario Sergio Cortella e o médico patologista Paulo Saldiva debatem sobre essa temática e trazem reflexões interessantes que podem auxiliar na construção do nosso conhecimento.

Atividades de autoavaliação

1. O ser humano é um ser que age no mundo e, ao assim proceder, transforma a si mesmo e o ambiente a sua volta. As perguntas acerca da ação envolvem o questionamento de problemas práticos, o que não extingue o pressuposto teórico nas decisões preteridas. Nesse sentido, qual a perspectiva ética proposta por Platão?
   A] A busca do bem.
   B] A finalidade das ações.
   C] A praticidade das ações.
   D] O mal menor.
   E] O mal maior.

2. Marque a alternativa que aponta o princípio básico do utilitarismo:
   A] A ação moralmente correta é aquela que afirma a regra de ouro de não fazer aos outros o que não gostaria que fizessem a você.
   B] A ação moralmente correta é aquela que produz o maior saldo positivo de prazer para os afetados pela ação.
   C] A ação moralmente correta é compatível com o imperativo categórico.
   D] O bem e o mal não fazem parte da reflexão utilitarista.
   E] Nenhuma das alternativas está correta.

3. (UEL 2007) "O imperativo categórico é, portanto só um único, que é este: Age apenas segundo uma máxima tal que possas ao mesmo tempo querer que ela se torne lei universal." (Kant, I. Fundamentação da metafísica dos costumes. Lisboa: Edições 70, 1995. p. 59). Segundo essa formulação do imperativo categórico por Kant, uma ação é considerada ética quando:
   A] privilegia os interesses particulares em detrimento de leis que valham universal e necessariamente.
   B] ajusta os interesses egoístas de uns ao egoísmo dos outros, satisfazendo as exigências individuais de prazer e felicidade.
   C] é determinada pela lei da natureza, que tem como fundamento o princípio de autoconservação.
   D] a máxima que rege a ação pode ser universalizada, ou seja, quando a ação pode ser praticada por todos, sem prejuízo da humanidade.

4. A discussão da bioética como disciplina é marcada pela chamada *Comissão Belmont*, nomeada pelo governo dos Estados Unidos, e a comissão desenvolveu seus estudos entre 1974 e 1978. O resultado foi o Relatório Belmont, que articulou três supostos princípios éticos. Quais são esses princípios?

A) Respeito à autonomia, à ipseidade e à alteridade.
B) Respeito à autonomia, à beneficência e ao justiçamento.
C) Respeito à autonomia, à beneficência e à justiça.
D) Respeito à autonomia, à magnanimidade e à justiça.
E) Nenhuma das alternativas está correta.

5. A bioética pode ser estudada com base em três grandes abordagens. Sobre isso, marque com V as afirmativas verdadeiras e com F as falsas:

[ ] A abordagem historicista consiste em discutir os aspectos históricos que teriam colaborado para o surgimento da disciplina (experiências dos campos de concentração, tratados de direitos humanos etc.).

[ ] A abordagem filosófica consiste em discutir os aspectos históricos que teriam colaborado para o surgimento da disciplina (experiências dos campos de concentração, tratados de direitos humanos etc.).

[ ] A abordagem temática debate a bioética no horizonte da filosofia moral.

[ ] A abordagem temática encontra seu fundamento nos exemplos e nas situações vivenciais.

Agora, assinale a alternativa que contém a sequência correta:

A) V, F, F, V.
B) F, V, V, F.
C) F, F, V, V.
D) V, V, F, F.
E) F, F, F, F.

Atividades de aprendizagem

Questões para reflexão

1. A reflexão acerca do bem e mal é pertinente para o ser humano. No entanto, a contemporaneidade afirma o relativismo de todos os valores. Nesse sentido, é possível afirmar a necessidade de um valor moral universal?
2. A bioética é um novo campo de conhecimento de vital importância para o ser humano. Além dos exemplos citados neste capítulo, você consegue apresentar algum outro campo com o qual a bioética pode contribuir?
3. A evolução das descobertas científicas nos últimos anos é realmente significativa. Quais os impactos dessa evolução no ser humano contemporâneo?

Atividades aplicadas: prática

1. Os atos éticos humanos não interferem somente na convivência humana, mas também são passíveis de reflexão no que se refere à relação com os outros seres vivos. Pesquise em jornais e revistas o uso de animais na indústria farmacêutica e de cosméticos e responda às seguintes questões:
   A] A vida do ser humano pode ser considerada superior à de um outro ser vivo? Justifique.
   B] É correto o uso de animais na indústria farmacêutica? Justifique.
   C] E na indústria de cosméticos? Explique.
2. Entreviste psicólogos, psicopedagogos e psiquiatras para buscar respostas às seguintes questões:
   A] Todo comportamento dito *anormal* precisa ser medicado?
   B] Qual o impacto das medicações na convivência entre as pessoas?

MUDANÇAS DE PARADIGMAS NA SOCIEDADE

No estudo das mudanças de paradigmas ocorridas na sociedade, podemos perceber que a ciência foi organizada disciplinarmente a partir do século XIX. Assim, passou a se repensar o modo de estruturar os saberes. Durante o século XX, tais mudanças se deram com maior velocidade. A bioética surgiu no contexto desse desafio globalizante, rompendo com a noção de saberes isolados.

Surgiram novas tecnologias de manipulação e combinações relacionadas ao genoma humano. As pesquisas genéticas trouxeram mudanças nos paradigmas. A genética passou a ser amplamente usada nos campos do diagnóstico e da prevenção.

O princípio da dignidade é fundamental para a bioética, pois coloca ênfase na integridade do ser humano e na autonomia para construir valores que reflitam a dignidade humana. A liberdade é fruto da autonomia e da racionalidade do indivíduo. A valorização da dignidade é regida pelo ideal democrático dos estados modernos.

2.1 Hiperespecialidade da ciência

A ciência moderna dividiu-se ao longo da história em diversas disciplinas devido ao aspecto racional da ciência, que se apresenta segundo a lógica matemática. A ideia de disciplina é explicada por Morin (2003, p. 105, grifo do original):

A DISCIPLINA é uma categoria organizadora dentro do conhecimento científico; ela institui a divisão e a especialização do trabalho e responde à diversidade das áreas que as ciências abrangem. Embora inserida em um conjunto mais amplo, uma disciplina tende naturalmente à autonomia pela delimitação das fronteiras, da linguagem em que ela se constitui, das técnicas que é levada a elaborar e a utilizar e, eventualmente, pelas teorias que lhe são próprias. A organização disciplinar foi instituída no **século XIX**, notadamente com a formação das universidades modernas; desenvolveu-se depois, no século XX, com o impulso dado à pesquisa científica; isto significa que as disciplinas têm uma história: nascimento, institucionalização, evolução, esgotamento etc.; essa história está inscrita na da Universidade, que, por sua vez, está inscrita na história da sociedade; daí resulta que as disciplinas nascem da sociologia das ciências e da sociologia do conhecimento. Portanto, a disciplina nasce não apenas de um conhecimento e de uma reflexão interna sobre si mesma, mas também de um conhecimento externo. Não basta, pois, estar por dentro de uma disciplina para conhecer todos os problemas aferentes a ela.

A afirmação de Morin (2003) auxilia na compreensão do conceito. Para ele, a disciplina "institui a divisão e a especialização do trabalho e responde à diversidade das áreas que as ciências abrangem" (Morin, 2003, p. 105) e, assim, colabora ao apontar o objeto de cada ciência, ou seja, torna possível a pesquisa de determinado setor da realidade humana. O interessante é que o filósofo destaca que a disciplina não está circunscrita a ela mesma, mas também a fatores externos. Entretanto, um excesso de hiperespecialização da disciplina pode acarretar outros problemas, como o próprio Morin (2003, p. 106) sinaliza:

a instituição disciplinar acarreta, ao mesmo tempo, um perigo de hiperespecialização do pesquisador e um risco de "coisificação" do objeto estudado, do qual se corre o risco de esquecer que é destacado ou construído. O objeto da disciplina será percebido, então, como uma coisa autossuficiente; as ligações e solidariedades desse objeto com outros objetos estudados por outras disciplinas serão negligenciadas, assim como as ligações e solidariedades com o universo do qual ele faz parte. A fronteira disciplinar, sua linguagem e seus conceitos próprios vão isolar a disciplina em relação às outras e em relação aos problemas que se sobrepõem às disciplinas. A mentalidade hiperdisciplinar vai tornar-se uma mentalidade de proprietário que proíbe qualquer incursão estranha em sua parcela de saber. Sabemos que, originalmente, a palavra "disciplina" designava um pequeno chicote utilizado no autoflagelamento e permitia, portanto, a autocrítica; em seu sentido degradado, a disciplina torna-se um meio de flagelar aquele que se aventura no domínio das ideias que o especialista considera de sua propriedade.

O perigo decorrente dessa hiperespecialização é o esquecimento das relações próprias do saber, pois considera o conhecimento como algo que se constrói de modo isolado, sem conexão com outras áreas do saber humano. Semelhantemente a Morin, Rubem Alves (1981) destaca que a ciência é especialização, um melhoramento de algo que já temos. Se não fosse assim, "seria totalmente inútil, da mesma forma como telescópios e microscópios são inúteis para cegos, e pianos e violinos são inúteis para surdos" (Alves, 1981, p. 9). Logo, a ciência, nesse sentido, seria o aprofundamento dos próprios sentidos e a capacidade de conhecer de modo mais específico certo aspecto da própria realidade. Em outra parte, o pensador brasileiro acrescenta que a "ciência é a hipertrofia de capacidades que todos têm" (Alves, 1981, p. 9).

O perigo da hipertrofia é a falta de capacidade de pensar as relações e as conexões existentes. Na realidade, o que ambos os estudiosos reconhecem é o que o modelo de hiperespecialização não atende, de maneira efetiva, ao que de fato é compreendido como conhecimento humano. O que emerge é um novo paradigma que possa atender a essa compreensão, o paradigma da complexidade. Interessante é o que o filósofo Morin (2003) destaca: a complexidade reside em "um tecido interdependente, interativo e inter-retroativo entre as partes e o todo, o todo e as partes" (Morin, 2003, p. 14).

Obviamente, a ideia de complexidade é superior ao que está expresso anteriormente, mas já podemos perceber que se trata do desafio de tecer juntos os diversos conhecimentos e não tratá-los como sistemas separados. Os sistemas que estão em crise na contemporaneidade são ineficientes ao considerar o problema do conhecimento:

> HÁ INADEQUAÇÃO cada vez mais ampla, profunda e grave entre os saberes separados, fragmentados, compartimentados entre disciplinas, e, por outro lado, realidades ou problemas cada vez mais polidisciplinares, transversais, multidimensionais, transnacionais, globais, planetários.
>
> Em tal situação, tornam-se invisíveis:
>
> - os conjuntos complexos;
> - as interações e retroações entre partes e todo;
> - as entidades multidimensionais;
> - os problemas essenciais. (Morin, 2003, p. 13, grifo do original)

Isso desperta a necessidade de se repensar o modo pelo qual a estruturação dos saberes foi consolidada, posto que a hiperespecialização impede a visualização total da realidade e acaba por não permitir enxergar a essência:

Ora, os problemas essenciais nunca são parceláveis, e os problemas globais são cada vez mais essenciais. Além disso, todos os problemas particulares só podem ser posicionados e pensados corretamente em seus contextos; e o próprio contexto desses problemas deve ser posicionado, cada vez mais, no contexto planetário. (Morin, 2003, p. 13-14)

O que se procura na história presente é um olhar além do reducionismo imposto por essa percepção arcaica do conhecimento. As mudanças sociais e culturais ao longo da história humana exigem novas relações com a construção do conhecimento, o que multiplica sua complexidade e diferencia a dinâmica de hoje daquela do início do século XX. As mudanças têm ocorrido em grande velocidade. A aplicação da ciência "constitui-se em um fator que caracteriza o 'paradigma da complexidade'" (Coelho, 2017, p. 10).

Assim, é necessário mudar a forma da construção do conhecimento porque a consciência fragmentária impossibilita a percepção generalizante. Os problemas globais hodiernos exigem a capacidade de se pensar a totalidade, o que é impossível para o paradigma tradicional:

Efetivamente, a inteligência que só sabe separar fragmenta o complexo do mundo em pedaços separados, fraciona os problemas, unidimensionaliza o multidimensional. Atrofia as possibilidades de compreensão e de reflexão, eliminando assim as oportunidades de um julgamento corretivo ou de uma visão a longo prazo. Sua insuficiência para tratar nossos problemas mais graves constitui um dos mais graves problemas que enfrentamos. De modo que, quanto mais os problemas se tornam multidimensionais, maior a incapacidade de pensar sua multidimensionalidade; quanto mais a crise progride, mais progride a incapacidade de pensar a crise; quanto mais planetários tornam-se os problemas, mais impensáveis eles se tornam. Uma inteligência incapaz de perceber o contexto e o complexo planetário fica cega, inconsciente e irresponsável. (Morin, 2003, p. 14-15)

O desenvolvimento e a especialização das ciências auxiliou, de fato, ao dividir os objetos de pesquisa. No entanto, a hiperespecialização acabou por tornar o saber algo "despedaçado". Repensar a estruturação do saber é um desafio para a era contemporânea. É nesse contexto globalizante que a disciplina da bioética surge, rompendo com a noção de saberes isolados e transpondo as fronteiras do pensamento. Logo, a bioética é uma construção que atende às novas demandas do que pode se considerar um conhecimento pertinente, situando as informações no contexto. "Podemos dizer até que o conhecimento progride não tanto por sofisticação, formalização e abstração, mas, principalmente, pela capacidade de contextualizar e englobar" (Morin, 2003, p. 15).

A bioética, como nova compreensão do saber, contextualiza e articula as diferentes áreas do humano, integrando e não compartimentando os saberes.

2.2 Biossegurança

As novas descobertas tecnológicas e biotecnológicas conduziram a reflexões novas e pertinentes à ação humana nesse novo horizonte de descobertas. Desse modo, surgiu a biossegurança, "o conjunto de ações voltadas para a prevenção, minimização ou eliminação dos riscos inerentes às atividades de pesquisa, produção, ensino, desenvolvimento tecnológico e prestação de serviços" (Penna et al., 2010, p. 555). Dois conceitos são importantes para se compreender biossegurança: *risco* e *prevenção*.

A palavra *risco* tradicionalmente é vinculada a uma compreensão que relaciona perdas e ganhos, como um jogo. Entretanto, na história presente, também ganhou o significado de desenlaces negativos, por exemplo, o risco (desenlace negativo) possível de determinada tecnologia ou medicamento. Sob esse segundo aspecto, é interessante destacar o que Cardoso (citado por Rocha, 2003, p. 19) afirma:

> Não há risco sem que antes se formule uma noção de segurança e vice-versa. Não se pode perceber o contraponto entre os dois conceitos sem que antes se construa uma situação concreta ou hipotética. Em ambos os casos, as noções se estabelecem, seja pelo conhecimento, pela razão ou pelo senso comum.

O que se tem, portanto, é uma articulação entre risco e segurança que propõe uma reflexão sobre a prática e os procedimentos. Nesse sentido, a discussão que desponta é sobre o papel da comunidade científica, bem como das políticas públicas e da sociedade civil, para considerar a noção de risco como questão social desencadeada por determinada tecnologia ou descoberta científica. Assim, o risco é um perigo embutido nas controvérsias que vão se desenvolvendo no campo da intervenção pública e que traz consigo "ações práticas como por exemplo, organização de instâncias administrativas e de planejamento e consequente proposta orçamentária para efetivar uma política direcionada ao controle do risco e dos fatores a ele associado" (Navarro, citado por Rocha, 2003, p. 20-21).

Essa percepção demonstra a relevância de se pensar a relação entre risco e segurança de modo sério, articulado e necessário. As novas pesquisas e descobertas exigem da racionalidade contemporânea a capacidade de prever e avaliar qualquer resultado negativo. Portanto, "a avaliação criteriosa de risco é um passo de suma importância para a definição de medidas que irão determinar a minimização dos riscos e envolve uma série de etapas que visam à obtenção de informações que possibilitem seu monitoramento" (Rocha, 2003, p. 27).

Com o entendimento do significado do risco, a ideia de prevenção surge como componente importante. O princípio da precaução foi proposto, de modo formal, na Conferência Rio-92 (ECO-92) e alerta contra riscos ainda não identificados, mostrando que "um dano sério ou irreversível requer a implementação de medidas que possam prever este dano" (Goldim, 2001). Logo, esse princípio procura prevenir por não saber, de fato, o alcance da ação. É interessante observar que a educação é o lócus privilegiado da ação preventiva, conforme observa Rocha (2003, p. 31):

> Historicamente as propostas baseadas no valor da prevenção buscaram sempre como suporte as estratégias educacionais, visando consolidar a corresponsabilidade entre sociedade, instituições e governos, tentando estimular a construção de ações que pudessem fortalecer a perspectiva da cidadania, sendo a escola um lócus privilegiado para a implantação das ideias e das ações preventivas.

Retornando agora à construção do conceito de *biossegurança*, já podemos assumir que as noções de risco e prevenção, partícipes da ideia, estão relacionadas com as situações limite da existência. Desse modo, biossegurança trata especificamente do modo pelo qual podemos estabelecer parâmetros para lidar com essas preocupações.

Como área do saber, a biossegurança é interdisciplinar e, por isso, amplia o conhecimento não apenas na contenção dos males humanos, mas também na aplicação desses conhecimentos nas questões contemporâneas. O ser humano, como ser que age no mundo, transforma esse mundo pelo trabalho, modifica o seu entorno e a si mesmo, como bem observa Lukács (1979, p. 16) ao citar ideias de Karl Marx:

> O próprio homem que trabalha é transformado pelo seu trabalho; ele atua sobre a natureza exterior e modifica, ao mesmo tempo, a sua própria natureza; "desenvolve as potências nela ocultas" e

subordina as forças da natureza "ao seu próprio poder". Por outro lado, os objetos e as forças da natureza são transformados em meios, em objetos de trabalho, em matérias-primas etc. O homem que trabalha "utiliza as propriedades mecânicas, físicas e químicas das coisas, a fim de fazê-las atuar como meios para poder exercer seu poder sobre outras coisas, de acordo com sua finalidade".

A essência humana é constituída pelo agir. Um dos produtos dessa relação entre homem e mundo é o conhecimento, que, como resultado do ato de conhecer, é concretizado na interação sujeito/objeto e emerge de problemas teóricos especulativos ou de questões oriundas da prática. É necessário, nesse sentido, concretizar uma reflexão entre a perspectiva especulativa e a prática.

O ser humano é um ser tensionado entre subjetividade e objetividade. Marx (1845) afirma que tudo se decide na prática. É nesta que se comprova a verdade. "A disputa sobre a realidade ou não realidade de um pensamento que se isola da práxis é uma questão puramente **escolástica**" (Marx, 1845, grifo do original). Essa afirmação traz ao debate a questão da teoria como pensamento e consciência e da prática como ação, o que demonstra que mesmo a teoria é uma prática por causa da sua intencionalidade.

Os problemas contemporâneos abordados pela biossegurança partem de pressupostos teóricos que se desdobram, necessariamente, em uma prática que viabiliza a reflexão acerca dos riscos e da busca pela prevenção, segundo um paradigma de uma ética coletiva.

2.3 Genoma humano

As novas tecnologias de manipulação e combinação dos genes precisam, também, ser pensadas no horizonte da bioética. A afirmação de Emerick (2005, p. 6) ajuda-nos a entender essa questão:

O avanço das pesquisas no campo da genética, a partir das últimas décadas do século XX, permitiu o acesso do homem a uma diversidade de informações genéticas contidas no genoma vegetal e humano. Tal conhecimento possibilita desde o melhoramento de plantas à compreensão sobre a origem de doenças genéticas.

Refletir acerca das questões éticas que a manipulação genética pode gerar no século XXI é um assunto importante para os pesquisadores. As discussões que despontam são concretizadas nos pontos de vista social, médico e, sobretudo, ético. Alguns temas são exemplares nesse debate, por exemplo:

- bancos populacionais de DNA;
- genes de comportamento;
- escolha de sexo;
- doenças genéticas;
- diagnóstico pré-natal e interrupção da gravidez.

Um banco de dados de DNA geral conteria as impressões genéticas dos indivíduos. Diante da possibilidade de existir um registro dessas informações, elencam-se algumas perguntas:

- Seria moralmente correto que as empresas e os empregadores exigissem e utilizem os dados dos bancos de DNA em uma seleção ou uma manutenção de emprego?
- Uma empresa de contratação de seguros poderia utilizar os dados na efetivação dos contratos?
- No ambiente educacional, seria ético utilizar esses dados?

Essas três questões suscitadas são exemplos de problemas de ordem social que um banco de dados genético pode trazer. Sobre o primeiro questionamento, Archer (1992, p. 140) destaca:

Há, portanto, na análise genética dos empregados, um interesse social por parte da empresa. Este interesse pode tornar-se particularmente forte em situações em que a admissão de indivíduos com alto risco ponha em causa a segurança da maioria dos trabalhadores ou população. Por exemplo, um piloto de aviação aparentemente saudável, mas sujeito ao risco de uma das formas, geneticamente condicionadas, de doença cardíaca, tem maiores probabilidades de sofrer um ataque de coração durante o voo, pondo em perigo toda a população a bordo.

Contra essa noção, deve-se considerar o sigilo dos dados do trabalhador e, além disso, se seria correto classificar alguém por algo além do estado atual do indivíduo. Os interesses econômicos justificariam todo o ônus para o trabalhador de um futuro problema? Não se criaria uma classificação de trabalhadores apenas em um critério de possibilidade?

Sobre a segunda questão (*Uma empresa de contratação de seguros poderia utilizar os dados na efetivação dos contratos?*), Archer (1992) responde que é necessário os contratantes terem a mesma informação a respeito do acontecimento sobre o qual versa o seguro de morte ou doença. As informações genéticas devem ser passadas à seguradora: "Mas esta não deve exigir análises que o segurando não fez ou não quer fazer. O objetivo do seguro é precisamente cobrir riscos, e não os excluir a todo o custo" (Archer, 1992, p. 140).

As limitações impostas pelas seguradoras com base exclusivamente nas predisposições genéticas não respeitariam a individualidade da pessoa humana e, tampouco, o direito ao sigilo.

A terceira questão anteriormente apresentada (*No ambiente educacional, seria ético utilizar esses dados?*) é similar às outras, mas com alguns agravantes:

> Ainda que seja inegável a existência de fatores genéticos que determinam limites na capacidade de aprendizagem, o uso generalizado e excessivo dos respectivos testes pode representar a tendência de transferir para o aluno as responsabilidades da Escola e a influência do meio familiar e cultural no insucesso escolar. A gravidade ética desta atitude é tanto maior quanto implica uma perigosa estigmatização dos que têm menor aproveitamento, o que só por si já exerce uma ação inibitória do seu progresso e reabilitação. (Archer, 1992, p. 140)

Além disso, tal uso estigmatizaria os estudantes mesmo que nunca desenvolvessem a "falha genética", o que poderia criar, inclusive, uma sociedade dividida ao estilo de diversos filmes de futuros distópicos.

Os genes de comportamento realmente influenciam na questão comportamental, e "nos últimos anos, inúmeros pesquisadores vêm tentando identificar genes de suscetibilidade para doenças psiquiátricas ou distúrbios de comportamento" (Zatz, 2000, p. 48). Pinheiro (1994, p. 55), no entanto, aponta dois erros do exclusivismo genético:

> O primeiro é que o que passa através das células sexuais não são caracteres, traços ou características (físicas ou comportamentais), mas sim uma informação genética ou genes, para simplificar. Não há genes que tornem alguém um músico ou um cientista. Os genes criam as bases para os traços culturais, mas não forçam o desenvolvimento de nenhum traço em particular. Caracteres adquiridos não são transmitidos por via biológica.
>
> O segundo erro está relacionado ao significado da palavra *inato*. Qualquer traço, caráter ou característica que o indivíduo apresenta ao nascer é, por definição, inato ou congênito, mas não necessariamente hereditário (genético), pois há traços causados por fatores ambientais. Como exemplo, podemos citar as alterações

produzidas no feto em decorrência do abuso de álcool pela mãe durante a gestação (principalmente durante os primeiros 3 meses); as anomalias produzidas no feto devido a certas doenças apresentadas pela gestante no início da gravidez, tais como sífilis, toxoplasmose e rubéola; entre outros.

Desse modo, analisar a predisposição genética levanta outras preocupações de ordem moral: a predisposição ao alcoolismo é culpa do indivíduo? O que é indesejável? "Os portadores de genes 'de distúrbios de comportamento' serão mais tolerados ou discriminados? Por outro lado, se soubermos que o mau humor tem uma explicação biológica teremos maior compreensão com as pessoas birrentas e constantemente mal-humoradas?" (Zatz, 2000, p. 48).

A preocupação acerca da questão genética em relação à comportamental corre o perigo de cair em um reducionismo determinista, mas "não há dúvida que todo este problema da liberdade de escolha e da responsabilidade moral terá de ser repensado em face dos resultados, que surgirão, da biologia molecular dos comportamentos humanos" (Archer, 1992, p. 144).

As pesquisas genéticas mostraram a capacidade de interferir na escolha do sexo do feto. É interessante observar que esse desejo vem desde a Antiguidade. Já os gregos desenvolveram ideias a respeito, pois acreditavam que

> retirando o testículo direito gerariam meninos, pois o esperma que determinava homens vinha do testículo esquerdo. Ao contrário, no século XVIII, os nobres franceses diziam que a remoção do testículo esquerdo garantiria um herdeiro masculino. Hipócrates ensinava que a mulher deveria deitar-se sobre o seu lado direito e assim a "semente faria nascer um menino" e vice-versa. Enfim, a literatura antiga e moderna descreve práticas sexuais e artimanhas para aumentar as chances de concepção de uma criança com

sexo predeterminado. Além disso, através de registros históricos, pode-se comprovar que os humanos também tentam influenciar na seleção do sexo dos seus filhos através de infanticídio e de negligência em relação à criança. (Badalotti, 2004, p. 11)

Na contemporaneidade, a seleção de sexo é concretizada graças aos avanços tecnológicos. Basicamente, são três os motivos para se escolher o sexo:

- Evitar doenças ligadas a um determinado sexo.
- Realizar "balanço familiar".
- Atender a razões culturais, sociais, econômicas e pessoais.

O primeiro é o denominado *motivo médico*, ou seja, das necessidades médicas. Por exemplo, a determinação sexual dos embriões para casais com risco genético que só afeta "o sexo masculino (como a hemofilia ou a distrofia de Duchenne) evitaria o diagnóstico pré-natal e o sofrimento de ter de interromper uma gestação no caso de fetos portadores" (Zatz, 2000, p. 49). Desse modo, a escolha é justificada sob o prisma da saúde do indivíduo.

No segundo motivo, existe a tentativa de equilíbrio na família quando há predominância de um sexo. Entretanto, em conjunto com o terceiro motivo, esse caso se deve muito mais a razões culturais e sociais que o fato de "balancear" a família. Há regiões do leste e do sul da Ásia em que a seleção é feita para eliminar os fetos femininos; são sociedades em que filhos homens são "considerados prêmios, tanto cultural quanto economicamente [...], [pois necessitam de] menor alocação de recursos, menos cuidados médicos e negligência em relação a meninas, chegando ao infanticídio feminino". Logo, a partir de meados dos anos 1980, as famílias passaram a praticar aborto após constatar o sexo do feto por ultrassom (Badalotti, 2004, p. 15-16).

Posições interessantes, no entanto, vêm sendo tomadas por países que entendem a relevância do assunto, como a Bélgica, a primeira nação a se manifestar a respeito:

> A Associação Belga de Bioética, tomando como base a Declaração dos Direitos Humanos da ONU, de 1968, no que tange ao direito e liberdade para formar a família, declarou-se favorável à seleção de sexo nas seguintes condições: a seleção sexual não pode ser realizada no primeiro filho do casal; a seleção sexual não pode ser realizada quando houver um equilíbrio de frequência entre os sexos na família e a seleção sexual deve ser realizada somente à procura do sexo menos frequente na família. (Badalotti, 2004, p. 13)

Embora alguns países tenham refletido acerca do assunto, a ética ainda questiona se seria correto os casais sem problema genético interferirem na escolha do sexo do futuro bebê.

O debate sobre a questão das doenças genéticas é pertinente ao campo bioético. A identificação dos genes deletérios é fundamental para o diagnóstico ou a prevenção. Nesse caso, há, essencialmente, dois tipos de indivíduos: os portadores assintomáticos de alguma doença genética (cujo risco é terem filhos sintomáticos) e os portadores sintomáticos (cujo risco é tanto para si mesmo quanto para seus filhos). Diante disso, originam-se algumas perguntas importantes:

- Pode-se interferir no desejo de os pais assintomáticos terem filhos?
- É ético permitir o risco dessas pessoas?
- É ético realizar um exame dos possíveis fetos sem consentimento?

Esses questionamentos são relevantes, pois apontam para um novo horizonte de dilemas morais. No caso dos sintomáticos, a pergunta recai sobre a necessidade ou não de se testar a sua prole que ainda se mantém assintomática – mas já existe uma compreensão internacional de que não se realizem testes em crianças que não apresentem sintomas de doenças genéticas para as quais ainda não exista tratamento. "O argumento mais forte é que ao testar crianças assintomáticas estaremos negando-lhes o direito de decidir, quando adultas, se querem ou não ser testadas" (Zatz, 2000, p. 50).

A possibilidade do aborto seletivo é um assunto caro para a bioética contemporânea. Os exames pré-natais realizados com as atuais tecnologias detectam problemas no infante, e o conhecimento genético que torna possível identificar problemas genéticos no feto identifica os indivíduos que possam desenvolver deficiências. A preocupação com a vida não satisfatória do deficiente e o direito à vida tomam o centro da discussão. A seleção por gênero, orientação sexual ou raça não é vista com bons olhos pelos especialistas, porém muitos podem fazer uma abertura para a deficiência. "Isso se deve à visão dos profissionais de saúde, de que a deficiência seria algo muito diferente – e pior que – outras formas de variação humana" (Asch, 2003, p. 52). Essa ideia está presente também no senso comum, porque, para a maioria das pessoas, a vida com deficiência não seria plena. O problema dessa percepção é que pode conduzir à construção de uma sociedade eugênica. É interessante a anotação de Diniz (2003, p. 9) ao apresentar a pesquisadora Adrienne Asch, que era:

> ainda uma estudante de doutorado em filosofia em início dos anos 1990, quando lançou o argumento de que o aborto por anomalia fetal, também conhecido por aborto seletivo, era um tema delicado para as comunidades de deficientes. Segundo ela, diferentemente de todas as outras situações de aborto voluntário, em que a soberania da liberdade reprodutiva poderia ser considerada um princípio incontestável, o aborto seletivo deveria também ser analisado à luz dos direitos e interesses dos deficientes. A crítica de

Asch ficou conhecida como "expressivista", pelo argumento inicial de que uma mulher, ao optar pela interrupção da gestação de um feto portador de má-formação, enviaria uma mensagem negativa aos deficientes com aquela mesma lesão. Além do pressuposto da mensagem, Asch sugeria que o fundamento da decisão pelo aborto seletivo era a crença na inferioridade da vida com deficiência, ou seja, o aborto seria forma de expressão da subalternidade dos deficientes em nossas sociedades. E, para Asch, assim como para inúmeras outras pesquisadoras da deficiência que a seguiram, as modernas técnicas de diagnóstico pré-natal e a popularização do aborto seletivo poderiam se converter em uma ameaça à integridade e à dignidade dos deficientes.

Nessa discussão, os argumentos de Asch (2003) vão se construir em pressupostos que consideram não somente a questão biológica, mas também aspectos sociais e ambientais. O senso comum tende a entender de modo equivocado a situação das pessoas com deficiência, de certa maneira inferiorizando esses indivíduos e diminuindo suas capacidades e potencialidades. Asch (2003, p. 54-55) sintetiza os erros em dois:

1. que a vida de uma pessoa com uma doença ou deficiência crônica estará comprometida para sempre, como se a vida de uma pessoa estivesse temporariamente interrompida ou comprometida por causa de uma crise de coluna, de pneumonia, ou uma perna quebrada;

2. que se uma pessoa deficiente estiver passando por uma situação de isolamento, de impotência, de desemprego, de pobreza ou viver em um estado social abaixo da média, tudo isso se deve única e inevitavelmente às limitações biológicas.

O primeiro erro desconsidera a capacidade das pessoas com deficiência de adquirir as potencialidades necessárias para superar as próprias limitações. Obviamente, há questões biológicas que mudam devido às condições inerentes à questão da deficiência, no entanto não deve ser a condição prioritária para determinar o que é uma vida satisfatória. Afinal, qual ser humano é capaz de determinar o que é uma vida satisfatória para outrem?

O segundo equívoco é não considerar os fatores externos na condição do deficiente físico e esquecer as condições sociais, culturais e econômicas dos indivíduos. Nesse sentido, Asch (2003) destaca que amenizar as dificuldades não deve levar "a uma desvalorização das pessoas que não se enquadram nessa compreensão convencional da saúde", pois, via de regra, "as pessoas com deficiência têm sido sistematicamente submetidas à segregação e a um tratamento inferior em todas as áreas da vida" (Asch, 2003, p. 56-57).

Essa estrutura de pensamento errôneo é que acaba por gerar as questões das condições de vida futura do feto diagnosticado e a ideia do aborto seletivo. De fato, é papel da medicina lidar com a prevenção, contudo o que distingue a questão pré-natal, as doenças genéticas e o aborto é a estratégia adquirida, que não é de prevenir a doença, mas, sim, de não permitir o nascimento de um ser humano "geneticamente inferior".

A questão empírica do aborto seletivo é argumentada com base em uma relação econômica: seria mais barato criar uma criança sadia do que uma "defeituosa". A oposição a esse argumento dá-se no próprio ambiente da medicina, uma vez que nenhuma previsão médica é isenta de erros. Além disso,

> Tanto do ponto de vista moral quanto empírico, defender o diagnóstico pré-natal por razões sociais é uma ação perigosa. Somente uma pequena parte das deficiências pode ser detectada por meio de teste pré-natal e mesmo que a tecnologia venha a determinar a predisposição para doenças mais frequentes na população, como diabetes, depressão, Alzheimer, doenças cardíacas,

artrite ou problemas de coluna, nunca será possível detectar e evitar a maior parte das deficiências. Como as taxas de deficiência crescem com a idade, o aumento na expectativa de vida fará com que maior número de pessoas, em algum momento de suas vidas, lide com a própria deficiência ou de alguém próximo a elas. As leis e os serviços que prestam suporte às pessoas deficientes continuarão sendo necessários, a não ser que a sociedade decida criar uma campanha para eliminar as pessoas deficientes, além de evitar o nascimento daquelas que viriam a ser portadoras de deficiência. Dessa maneira, a economia de dinheiro ou de recursos humanos seria muito pequena, mesmo diante da determinação mais vigorosa de testar mulheres grávidas e abortar todos os fetos que exibissem algum traço de deficiência. (Asch, 2003, p. 59-60)

A oposição moral baseia-se na crença de que a vida com deficiência é tão significativa e valiosa quanto qualquer outra. Não se pode considerar as pessoas com deficiência como fardo, visto que elas podem contribuir significativamente para a sociedade, uma vez que a sua humanidade não está restrita à deficiência; há todo um conjunto de habilidades individuais, talentos próprios e singularidades que possibilitam a participação do indivíduo na comunidade. Ademais, uma sociedade que pretenda ser justa deve procurar o bem-estar de todas as pessoas independentemente de ser ou não deficiente. Logo, nesse aspecto, os critérios da possibilidade de aborto seletivo devido a predisposições genéticas não são solidamente estruturados, e a ideia de pré-natal deve estar focada na procura do tratamento correto, e não no impedimento do nascer.

2.4 Medicina individual e social

O modo pelo qual as ações públicas de saúde são decididas torna-se uma temática interessante de ser pensada no horizonte do século XXI. Para se concretizar uma reflexão plausível e adequada, é necessário trabalhar com dois conceitos que se relacionam: *autonomia* e *equidade*.

O primeiro, segundo a noção de saúde pública, se inicia de algumas problemáticas específicas. O ser humano, como ser moral, é dotado de liberdade de escolha. As opções feitas pelos indivíduos acarretam resultados que interferem não só sobre si mesmo como também sobre a vida de outros que com ele se relacionam. No tocante às decisões acerca da saúde, algumas perguntas são pertinentes:

- Qual a responsabilidade legítima do sujeito pela sua própria saúde?
- O indivíduo pode ser penalizado ao agir de modo que prejudique a sua saúde e a de outros?

A autonomia do indivíduo precisa ser pensada a partir dessas questões. O ideal de prevenção requer a diminuição ou a eliminação dos riscos. No que se refere à saúde do indivíduo, a preocupação em prevenir os riscos que ele mesmo possa causar, tanto a si quanto a suas relações com outros indivíduos, pode gerar o que os teóricos chamam de *biopoder*, o poder sobre a vida. Esse conceito foi elaborado e construído por Michel Foucault no texto *A vontade de saber* (1976), em que expõe a relação entre poder e processos vitais. Mourani (2009, p. 22) sintetiza o conceito da seguinte maneira:

> constitui-se como um sistema de poder que através de técnicas de regulamentação intervém no corpo, mas diferentemente do corpo individual, que era objeto do poder disciplinar, agora se trata de um "novo" corpo. Um corpo que não é mais visto como uma máquina a ser manipulada, mas enquanto suporte de diversos processos biológicos a serem regulados, como a reprodução, a natalidade, a mortalidade, a longevidade, a habitação, a alimentação. Portanto um "novo" corpo na medida em que todos estes processos não se referem apenas a um indivíduo isolado, mas a corpos múltiplos: a população.

O que se procura com o biopoder é a regulamentação da própria vida da comunidade. Constroem-se mecanismos e instrumentos ideológicos que interferem diretamente no modo de ser e estar no mundo dos sujeitos históricos. É interessante observar que, em nome de certa ideologia, todos precisam se adequar a um modo exclusivo de pensar e refletir sobre saúde (na temática proposta), e todos que não se adequam a isso acabam marginalizados e estigmatizados. O que está em jogo é a própria ideia da construção da subjetividade, na qual a questão da vida humana é considerada conforme os mecanismos de poder, como Foucault (citado por Danner, 2010, p. 153) afirma:

> O homem ocidental aprende pouco a pouco o que é ser uma espécie viva num mundo vivo, ter um corpo, condições de existência, probabilidade de vida, saúde individual e coletiva, forças que se podem modificar, e um espaço em que se pode reparti-las de modo ótimo. Pela primeira vez na história, sem dúvida, o biológico reflete-se no político; o fato de viver não é mais esse sustentáculo inacessível que só emerge de tempos em tempos, no acaso da morte e de sua fatalidade: cai, em parte, no campo de controle do saber e de intervenção do poder.

Nesse sentido, a autonomia do indivíduo é totalmente desconsiderada. O que rege, portanto, a regulamentação da vida é a própria norma, ou seja, instrumentos que objetivam controlar o modo de vida do ser humano como ser individual, bem como da própria população, estabelecendo o biopoder. A norma disciplinar define procedimentos de controle, e a "consequência disto é a separação entre o 'normal' e o 'anormal' – daí ser designado como procedimento de 'normação'" (Mourani, 2009, p. 25).

Esse processo não é universalizável, já que cada norma atende especificamente a determinada população situada em certo espaço geográfico e sob uma determinada situação. Assim, os mecanismos instaurados sob a bandeira do biopoder influenciam diretamente na concepção de autonomia do sujeito.

A crítica ao biopoder é exercida com base na noção de sujeito, mas o sujeito não é um ser isolado. No cotidiano, as relações sociais são estabelecidas pelas diversas interações entre os indivíduos. Dessa maneira, como lidar com o paradoxo da necessidade do respeito à liberdade individual e da noção da garantia do bem-estar tanto do indivíduo quanto do coletivo? Nesse ponto é que surge a noção de políticas públicas em saúde. A bioética, por sua vez, critica tudo que atente contra a vida e a saúde, e sua meta é "uma autonomia da consciência e a edificação de uma sociedade democrática, sob pena de permanecer na superficialidade dos problemas éticos e de cultivar uma visão disforme da realidade [...]" (Aguiar, 2017, p. 91).

A bioética subverte, de certa maneira, a ordem vertical e pondera adequadamente para refletir não apenas na forma vertical e exclusiva do indivíduo, mas, sim, de modo relacional. Preocupa-se com a construção de ações que considerem todas as possibilidades cabíveis para promover a valorização da vida. Logo, a seguinte observação torna-se pertinente:

> A ideia de autonomia, no contexto da Promoção da Saúde, aparece a partir do conhecimento que as pessoas têm do que é bom e ruim para a saúde, uma vez que, supostamente, podem fazer escolhas e são, portanto, vistas como responsáveis a partir da assimilação do risco e de comportamentos predeterminados. Porém, diferentemente da concepção de liberdade exposta, entendemos que, na realidade, os indivíduos perdem a autonomia, pois se reduz a possibilidade de escolher ser "saudável" ou não. [...]
>
> Pode-se argumentar, de acordo com Mill (1991), que cada um deve ser livre para decidir seu próprio destino, desde que não prejudique terceiros; mesmo que esta escolha seja por um estilo de

vida considerado não saudável do ponto de vista sanitário. Assim sendo, no campo da saúde, os comportamentos considerados não saudáveis não devem servir de pretexto para que se apliquem medidas liberticidas. De fato, é plausível afirmar que ninguém é obrigado a ser saudável, embora seja obrigado a não prejudicar a saúde de terceiros. (Gaudenzi; Scharamm, 2010, p. 252)

Portanto, a autonomia do indivíduo precisa ser respeitada desde que ele esteja plenamente consciente dos riscos de suas escolhas no que concerne ao entendimento da própria saúde. No entanto, a obrigação moral (e certamente legal) deve impedi-lo de qualquer atitude que possa ser prejudicial à saúde de terceiros. Logo, o indivíduo é livre para cuidar de si, de acordo com suas próprias limitações, mas em hipótese alguma pode interferir negativamente em outro ser humano.

O segundo ponto que é interessante abordarmos trata da equidade. A saúde pública deve ser conduzida pela ótica da justiça distributiva para garantir a todos um tratamento adequado conforme a necessidade específica de cada indivíduo. Nesse sentido, a saúde coletiva precisa ter como ponto basilar os próprios princípios que são caros para a bioética: beneficência, autonomia, não maleficência e justiça.

A Declaração Universal dos Direitos Humanos, de 1948, já previa o direito à saúde como algo que se relaciona de modo interdependente com os demais direitos:

> 1] Toda a pessoa tem direito a um nível de vida suficiente para lhe assegurar e à sua família a saúde e o bem-estar, principalmente quanto à alimentação, ao vestuário, ao alojamento, à assistência médica e ainda quanto aos serviços sociais necessários, e tem direito à segurança no desemprego, na doença, na invalidez, na viuvez, na velhice ou noutros casos de perda de meios de subsistência por circunstâncias independentes da sua vontade. [...] (ONU, 1948)

Observa-se que a saúde está no horizonte do significado de *qualidade de vida* e depende de outros fatores para se concretizar em uma política social que priorize o bem-estar do indivíduo e, consequentemente, do coletivo. É essa interdependência a garantidora da felicidade do indivíduo. Sobre isso, Junges (2009) comenta que a saúde é indispensável para a prática de todos os direitos humanos e o pressuposto para uma vida digna. Vários direitos humanos são "componentes integrais da saúde" (Junges, 2009, p. 287).

Dessa perspectiva de saúde social e coletiva, a autonomia e a justiça precisam ser observadas. Aparentemente, há uma incompatibilidade entre a questão da autonomia e o problema da saúde pública, uma vez que esta, na tentativa de manter a coletividade protegida, acaba por fazer propostas que restringem a autonomia e a liberdade individual. Nesse sentido, Fortes e Zoboli (2006, p. 46) afirmam: "Respeitar a autonomia é reconhecer que cada pessoa pode tomar decisões seguindo seu próprio plano de vida e ação, embasado em crenças, aspirações e valores próprios, mesmo que suas decisões contrariem as mais prevalentes na sociedade".

Contrapondo essa proposição, a saúde pública guia as escolhas do indivíduo, normalmente pela perspectiva utilitarista, em que a utilidade social tem a primazia sobre a questão individual – e assim procura-se o maior bem-estar para o maior número possível de pessoas. Desse modo, o bem coletivo sobrepõe a decisão individual.

2.5 Princípio da dignidade

A pergunta sobre o significado de dignidade humana é realmente interessante. A compreensão e a concordância podem ser vistas no preâmbulo da Declaração Universal dos Direitos Humanos (ONU, 1948):

Considerando que o reconhecimento da dignidade inerente a todos os membros da família humana e dos seus direitos iguais e inalienáveis constitui o fundamento da liberdade, da justiça e da paz no mundo; [...]

Considerando que, na Carta, os povos das Nações Unidas proclamam, de novo, a sua fé nos direitos fundamentais do Homem, na dignidade e no valor da pessoa humana [...]

Na Constituição da República Federativa do Brasil de 1988 (Brasil, 1988), a noção de dignidade também é presente. O art. 1º, inciso III, expõe:

Art. 1º A República Federativa do Brasil, formada pela união indissolúvel dos Estados e Municípios e do Distrito Federal, constitui-se em Estado Democrático de Direito e tem como fundamentos: [...]

III – a dignidade da pessoa humana; [...] (Brasil, 1988)

Portanto, a dignidade humana é posta como um dos princípios basilares da compreensão de Estado Democrático de Direito. Entretanto, a pergunta acerca do real significado de *dignidade* permanece como um horizonte a ser explicado de maneira adequada e plausível. Dessa maneira, faz-se necessário construir uma reflexão relevante acerca do conceito. Sarlet (2006, p. 46, citado por Berezowski; Marques, 2013), p. 16 comenta que a dignidade é a:

qualidade intrínseca e distintiva de cada ser humano que o faz merecedor do mesmo respeito e consideração por parte do Estado e da comunidade, implicando, neste sentido, um complexo de direitos e deveres fundamentais que assegurem a pessoa tanto contra todo e qualquer ato de cunho degradante e desumano, como venham a lhe garantir as condições existentes mínimas para uma vida saudável, além de propiciar e promover sua participação ativa e corresponsável nos destinos da própria existência e da vida em comunhão com os demais seres humanos.

Há a apresentação pressuposta da ideia de dignidade. Esse entendimento é uma construção de pensamento. "Na Grécia antiga, o homem digno, isto é, detentor de títulos, nobreza e honrarias, participava das decisões políticas na *polis*, diferenciando-se de categorias como escravos e mulheres, que não possuíam tal atributo" (Coutinho; Siqueira, 2017, p. 11). Desse modo, para a sociedade grega, o que valia não era o indivíduo, mas a cidade. Nesta, "havia grande diferenciação, baseada nas categorias de sexo, faixa etária e posição social que o indivíduo ocupava na comunidade" (Cavalcante, 2007, p. 36-37).

O indivíduo como cidadão da pólis é que norteia essa compreensão. Cabe ressaltar, no entanto, que mulheres, escravos, colonos, membros de uma cidade conquistada, estrangeiros e crianças não eram considerados cidadãos, portanto não tinham direito à participação ativa, gerando uma hierarquia da concepção de dignidade humana, considerados inferiores aos homens adultos, tais como filósofos e militares.

Na Roma Antiga, o termo *dignitas* tinha dois sentidos principais, a saber, um moral e um político. No sentido moral, dava ênfase à integridade. No âmbito sociopolítico, referia-se à ideia de autoridade ou cargo e, também, estava vinculado com a classe social.

Sob a influência do estoicismo, houve a mudança do entendimento de dignidade para a noção de qualidade intrínseca ao ser humano. Com isso, a estrutura de pensamento modifica-se e volta-se para o indivíduo como ser capaz de gerir sua própria existência. Nessa perspectiva, Weyne (2011, p. 23) comenta:

> Ao contrário da concepção sociopolítica, a dignidade como atributo próprio do ser humano implica a aceitação de uma perspectiva interior, espiritual e igualitária. A argumentação de Cícero parte da superioridade da natureza do homem sobre a dos animais. Estes obedecem unicamente aos sentidos, são sensíveis aos prazeres do corpo e se comportam impetuosamente.

A Idade Média fundou-se sob a bandeira do cristianismo e os valores estabelecidos pela fé cristã. Há a ideia de uma dignidade sociopolítica exposta por meio dos cargos elevados, visto que a autoridade emanava do próprio Deus. Tinha-se, ainda, uma aceitação da dignidade humana geral pela aceitação do ser humano como imagem e semelhança de Deus, embora maculado pelo pecado, que tende a afastá-lo da divindade e, consequentemente, distanciá-lo de sua vocação original, conforme comenta Cavalcante (2007, p. 48):

> é na doutrina cristã que se vai encontrar uma sistematização melhor das bases do pensamento antropocêntrico. A importância do pensamento cristão para o desenvolvimento da reflexão antropocêntrica moderna consiste no fato de ter concebido o homem como um ser hierarquicamente superior na ordem do mundo, estando abaixo somente de Deus. A doutrina cristã concebia o homem como um ser dotado de valor próprio, porque feito à imagem e semelhança de Deus. Desse modo, o homem é o ser mais digno, pois é concebido como um verdadeiro deus terreno. Este pensamento é responsável pelo início de uma visão do homem como realidade apartada do resto do mundo, ou seja, é no ocidente cristão medieval que ocorre a emergência do individualismo moderno.

Na doutrina cristã, a superioridade humana existe diante da criação divina. Há uma hierarquização do universo de modo estruturado; para Oliveira (citado por Cavalcante, 2007), existe uma hierarquia. A lei eterna está presente em toda a criação, e o ser humano "participa dessa lei eterna" e pode, "com o auxílio de sua razão e de sua consciência, explicitar as leis da natureza, às quais está submisso" (Oliveira, citado por Cavalcante, 2007, p. 50).

Na época moderna, emergiu a valoração do ser humano em si mesmo. A mudança de compreensão cosmocêntrica toma o ser humano como referencial maior, criando um antropocentrismo, ressaltando a humanidade como núcleo da referência para o pensamento:

> Trata-se, portanto, da passagem de um horizonte cosmocêntrico-objetal para um horizonte antropocêntrico-subjetal. Isso significa, em primeiro lugar, a mudança no centro de gravidade do pensamento: de agora em diante o modelo de ser a partir do qual tudo é pensável não é mais o "kosmos" imutável, mas o próprio homem enquanto subjetividade. Muda-se aqui radicalmente o quadro básico de referência de pensamento: o homem não se sente mais simplesmente como parte do grande todo do "kosmos", entendido como ordem acabada, definida, mas revela-se como algo radicalmente diferente de tudo mais: revela-se como subjetividade, como sujeito de seu conhecimento e de sua ação no mundo. Isso não significa que o único problema filosófico do homem seja o homem, mas antes que aqui se pensa e se age no horizonte de uma compreensão antropocêntrica do real: o homem enquanto subjetividade é a fonte de sentido para tudo. (Araújo, citado por Weyne, 2011, p. 31)

Essa nova percepção apresenta, portanto, o ser humano como centro do mundo. As características intrínsecas do homem (racionalidade, liberdade), a sua independência ao pensar o mundo e a autonomia de construir seus próprios valores demonstram o projeto moderno de dignidade humana.

O advento do Iluminismo produz outras significativas mudanças no pensamento antropológico ao lidar com a questão da autonomia da razão, que é vista não somente como um depósito de pensamentos e conteúdo, mas, sim, como algo com a capacidade de construir e desconstruir. A razão é tida como forma de aquisição, como o poder "que nos leva a descobrir, a estabelecer e a consolidar a verdade. Essa operação de assegurar-se da verdade constitui o germe e a condição necessária de toda a certeza verificável" (Cassirer, citado por Weyne, 2011, p. 46-47).

Nesse contexto, destaca-se o pensador alemão Immanuel Kant. Uma das premissas fundamentais do pensamento kantiano, no que concerne à ética, é a compreensão da dignidade humana. Alexandre dos Santos Cunha (citado por Queiroz, 2005) ressalta a relevância de Kant para o pensamento sobre o humano contemporâneo; a citação é um pouco extensa, mas é interessante:

> O sistema internacional de proteção aos direitos humanos, construído posteriormente à Segunda Guerra Mundial, caracteriza-se por ser uma resposta à emergência, no período entre-guerras, de diferentes regimes totalitários, aos quais se atribuía, em grande parte, a responsabilidade pelo conflito que havia abalado o mundo. Dessa forma, a compreensão do fenômeno totalitário é pressuposto do entendimento em torno do sentido e do alcance desse sistema protetivo.
>
> Conforme ressalta Lafer, "o totalitarismo representa uma proposta de organização da sociedade que almeja a dominação. [...] Para o pensamento totalitário, não existem direitos, mas apenas deveres, em face do Estado e da coletividade, e é por isso que o totalitarismo acaba por "eliminar, de maneira historicamente inédita, a própria espontaneidade – a mais genérica e elementar manifestação da liberdade humana".
>
> Consequentemente, é na liberdade inerente aos seres humanos, enquanto entes racionais submetidos a leis morais, ou seja, na personalidade humana, que se funda todo o sistema internacional de proteção aos direitos humanos. [...]
>
> É por essa razão que se identifica na obra de Kant, o mais radical dos pensadores da Modernidade, a base para a construção da contemporânea filosofia dos direitos humanos. Afinal, todo o

sistema internacional de proteção dos direitos humanos nada mais é do que uma tentativa de restauração do paradigma da modernidade jurídica diante da irrupção do fenômeno totalitário. Por isso, a concepção kantiana a respeito da dignidade é essencial à atribuição de significado jurídico ao termo e, logicamente, para a determinação do sentido do alcance do princípio da dignidade da pessoa humana.

Para Kant, a dignidade é o valor de que se reveste tudo aquilo que não tem preço, ou seja, não é passível de ser substituído por um equivalente. Dessa forma, a dignidade é uma qualidade inerente aos seres humanos enquanto entes morais: na medida em que exercem de forma autônoma a sua razão prática, os seres humanos constroem distintas personalidades humanas, cada uma delas absolutamente individual e insubstituível. Consequentemente, a dignidade é totalmente inseparável da autonomia para o exercício da razão prática, e é por esse motivo que apenas os seres humanos revestem-se de dignidade.

O grande legado do pensamento kantiano para a filosofia dos direitos humanos, contudo, é a igualdade na atribuição da dignidade. Na medida em que a liberdade no exercício da razão prática é o único requisito para que um ente se revista de dignidade, e que todos os seres humanos gozam dessa autonomia, tem-se que a condição humana é o suporte fático necessário e suficiente à dignidade, independentemente de qualquer tipo de reconhecimento social. (Cunha, citado por Queiroz, 2005)

É interessante notar que Kant nega a metafísica ao afirmar que a ação humana, quando fundamenta a "voz moral", que se baseia na liberdade individual – lócus da dignidade humana –, não é algo exterior ao indivíduo, mas uma "voz interior", procedente do próprio sujeito. Assim, para o pensamento kantiano, de acordo com a interpretação de Maria Helena Diniz (citada por Queiroz,

2005), o ser humano pode se impor normas de conduta, as quais são fins em si mesmas.

A norma de conduta afirma "que em tudo o que faz deve sempre tratar a si mesmo e a seus semelhantes como fim e nunca como meio". No campo jurídico, "transmuda-se em norma de direito natural". Isso pressupõe "uma lei natural, de ordem ética, que justifique a autoridade do legislador, ou seja, o seu direito de obrigar outrem por simples decisão de sua vontade". Essa lei natural "deriva da liberdade humana, reconhecida por intermédio do imperativo moral categórico" (Diniz, citada por Queiroz, 2005).

Antes de continuar a conversa, cabe ressaltarmos o comentário de Weyne (2011) sobre a estrutura do pensamento iluminista:

> A razão do Iluminismo é, assim, independente tanto das verdades da revelação religiosa quanto das verdades inatas da filosofia racionalista. É uma razão que reflete sobre si mesma e que impõe limites a si mesma; é uma razão que pretende conhecer, mas também determinar o ponto de partida e o ponto de chegada do seu próprio curso, não mais aceitando elementos ou dados externos que antes não tenham passado pelo seu crivo; em suma, é uma razão autocrítica. Nesse sentido, foi o Iluminismo que descobriu e que afirmou, pela primeira vez, a autonomia da razão, impondo-a a todos os domínios da cultura ocidental: à filosofia, à ciência, à moral, à política e, inclusive, à religião. Só nessa época é que o núcleo de sentido da modernidade se firmou definitivamente: o homem enquanto subjetividade. A partir de então, as perspectivas cosmocêntricas e teocêntricas à luz das quais tudo era pensável cedem o seu lugar à perspectiva antropocêntrica, à noção de sujeito, que passa a constituir o modelo para todo o pensamento. (Weyne, 2011, p. 47)

Essa maneira de pensar influenciou a concepção da dignidade humana do Iluminismo. O pressuposto não é mais a imagem e semelhança de Deus, mas a razão humana que, com sua potência criadora, faz do homem, por assim dizer, um deus.

Nesta obra, não temos como abordar todos os pensadores desse período, por isso escolhemos um, Kant, e apresentamos com detalhes, embora sucintos, a sua reflexão. Nesse sentido, é interessante observar que:

> Kant apenas utiliza o termo dignidade humana (*Menschenwürde*) cinco vezes. Na maioria dos momentos, o autor alemão refere-se à dignidade de toda essência ou natureza racional (*Würde aller vernünftigen Wesen ou Würde jeder vernünftigen Natur*). Sendo assim, a Würde não estaria, ipso facto, presente em todo e qualquer ser humano, mas apenas no ser provido de razão, inclusive o não humano que porventura seja dotado de razão. Todavia, a dignidade estaria, de qualquer sorte, igualmente presente em todos aqueles que a possuem, o que representa relevante alteração em relação aos pensadores que antecedem Kant. (Ribeiro Neto, 2013, p. 15)

Esse conceito (dignidade) está conectado à ideia de ação autônoma e livre, cujo valor encontra-se no próprio ato preterido: "Quando uma coisa tem um preço, pode-se pôr em vez dela qualquer outra como equivalente; mas quando uma coisa está acima de todo o preço, [...] então ela tem dignidade" (Kant, 2011, p. 82).

Assim, falar de dignidade não é comentar apenas o comportamento do ser humano, mas entender que cada ser humano carrega em si a capacidade de notar que o humano é digno em si mesmo. A dignidade em Kant relaciona-se com a compreensão moral do filósofo, ou seja, é no imperativo categórico que se encontra uma fundamentação possível ao ser humano de afirmar sua dignidade.

No capítulo anterior, vimos que, para Kant, o ser racional existe como fim. "Em todas as suas ações, pelo contrário, tanto nas direcionadas a ele mesmo, como nas que são a outros seres racionais, deve ser ele sempre considerado simultaneamente como fim" (Kant, 2004, p. 58).

É na racionalidade que se encontra a resposta acerca da dignidade humana, como define Abbagnano (2007, p. 277, grifo do original):

> Como "princípio da dignidade humana" entende-se a exigência enunciada por Kant como segunda fórmula do imperativo categórico: "Age de tal forma que trates a humanidade, tanto na tua pessoa como na pessoa de qualquer outro, sempre também como um fim e nunca unicamente com um meio" (*Grundlegung zur Met. Der Sitten, II*). Esse imperativo estabelece que todo homem, aliás, todo ser racional, como fim em si mesmo, possui um valor não relativo (como é, p. ex., um preço), mas intrínseco, ou seja, a dignidade. "O que tem preço pode ser substituído por alguma outra coisa equivalente, o que é superior a qualquer preço, e por isso não permite nenhuma equivalência, tem D." Substancialmente, a D. de um ser racional consiste no fato de ele "não obedecer a nenhuma lei que não seja também instituída por ele mesmo". A ortalidade, como condição dessa autonomia legislativa é, portanto, a condição da D. do homem, e moralidade e humanidade são as únicas coisas que não têm preço. Esses conceitos kantianos voltam em F. SCHILLER, Graças e D. (1793): "A dominação dos instintos pela força moral é a liberdade do espírito e a expressão da liberdade do espírito no fenômeno chama-se D". (Werke, ed. Karpeles, XI, p. 207). Na incerteza das valorações morais do mundo contemporâneo, que aumentou com as duas guerras mundiais, pode-se dizer que a exigência da D. do ser humano venceu uma prova, revelando-se como pedra de toque para a aceitação dos

ideais ou das formas de vida instauradas ou propostas; isso porque as ideologias, os partidos e os regimes que, implícita ou explicitamente, se opuseram a essa tese mostraram-se desastrosos para si e para os outros.

A ideia do pensador delineia-se sob os imperativos – também já estudados no capítulo anterior, mas é importante recordar que "todos os imperativos são fórmulas da determinação da ação que é necessária segundo o princípio de uma vontade boa de qualquer maneira". Segundo Kant, (citado por Weyne, 2007, p. 25, grifos do original) "se a ação é representada como boa **em si**, por conseguinte, como necessária numa vontade em si conforme à razão como princípio dessa vontade, então o imperativo é **categórico**".

A influência kantiana é perceptível na contemporaneidade em diversas expressões de lei. Não há quem se dedique a pesquisar que não considere a influência do filósofo alemão nesse debate tão relevante sobre o significado de dignidade humana.

Na história presente, a fundação do Estado Democrático de Direito tem como base de criação e estruturação e como princípio norteador o reconhecimento da personalidade de cada indivíduo, anterior a qualquer forma de governo. Nesse sentido, é papel do Estado de Direito garantir ao ser humano seus direitos fundamentais e, entre eles, a dignidade humana é pressuposta, porque:

> acompanha o homem até sua morte, por ser da essência da natureza humana, é que ela não admite discriminação alguma e não estará assegurada se o indivíduo é humilhado, discriminado, perseguido ou depreciado, pois, como declarou o Tribunal Constitucional da República Federal da Alemanha, "à norma da dignidade da pessoa humana subjaz a concepção da pessoa como um ser ético-espiritual que aspira a determinar-se e a desenvolver-se a

si mesma em liberdade". Aliás, Kant já afirmava que a autonomia (liberdade) é o princípio da dignidade da natureza humana e de toda natureza racional, considerada por ele um valor incondicionado, incomparável, que traduz a palavra respeito, única que fornece a expressão conveniente da estima que um ser racional deve fazer dela. (Silva, 1998, p. 93)

Em outra parte, Silva (1998) complementa que nada pode retirar a dignidade humana, já que é intrínseca ao próprio humano. Todo ser humano, por ser dotado de racionalidade, a possui, e nem mesmo uma ação incoerente pode ser o motivo para retirar ou aniquilar a sua dignidade. Portanto, esta é "um valor de todo ser racional, independentemente da forma como se comporte". A Constituição brasileira tutela a dignidade da pessoa humana como fundamento do Estado Democrático de Direito, de modo que "nem mesmo um comportamento indigno priva à pessoa dos direitos fundamentais que lhe são inerentes, ressalvada a incidência de penalidades constitucionalmente autorizadas" (Silva, 1998, p. 93).

A liberdade é fruto da autonomia e da racionalidade humana. Esta se estrutura por meio de um imperativo categórico e estabelece parâmetros de conduta moral compatíveis com a existência em sociedade. Logo, a dignidade humana "reclama condições mínimas de existência, existência digna conforme os ditames da justiça social como fim da ordem econômica". É "um desrespeito à dignidade da pessoa humana um sistema de profundas desigualdades, uma ordem econômica em que inumeráveis homens e mulheres são torturados pela fome" (Silva, 1998, p. 93).

A valorização da dignidade humana nos estados modernos, regidos pelo ideal democrático precisa realmente considerar o sujeito como ser dotado de autonomia de escolha e procurar, no âmbito moral, os imperativos que sejam passíveis de universalização, além de levar em conta que o ser humano não é um mero ser entre os demais, mas um ser digno em si mesmo.

Síntese

Vimos, neste segundo capítulo, que a organização disciplinar da ciência foi instituída no século XIX. A mentalidade hiperdisciplinar se tornou uma mentalidade de proprietário sobre parcelas de saber. Desse modo, surgiu a necessidade de se repensar o modo como os saberes eram estruturados.

No século XX, as mudanças ocorreram com grande velocidade, e foi preciso pensar a ciência de forma multidimensional, para a qual muitos demonstraram incapacidade.

A bioética surgiu no contexto desse desafio globalizante, rompendo com a noção de saberes isolados e transpondo as fronteiras do pensamento. A ênfase na hiperespecialidade se vinculou à necessidade da biossegurança. Na bioética, essa exigência se manifestou por meio da minimização dos riscos, conforme o princípio da precaução, visto que se está transitando em situações limites da existência. Tudo isso se relaciona também às novas tecnologias de manipulação e combinações do genoma humano e à necessidade de sigilo no campo da genética, com o cuidado para não se cair em um reducionismo determinista.

A genética é certamente importante para diagnóstico ou prevenção de doenças, mas não para manipulação e controle, com vistas a uma sociedade eugênica. A medicina é uma necessidade individual e social no horizonte do século XXI, e a bioética enfatiza o modo relacional de promover a valorização da vida. Portanto, deve ser impedida qualquer atitude que provoque prejuízos à saúde de terceiros. Além disso, a bioética nunca será um meio para eliminar as pessoas deficientes, pois há um conjunto de habilidades, talentos e singularidades que possibilitam a participação de todos os indivíduos na comunidade.

O princípio da dignidade é fundamental como paradigma para a bioética. No sentido moral, isso coloca ênfase na integridade da pessoa humana, qualidade intrínseca do ser humano. Este, com sua racionalidade e liberdade, é visto como centro do mundo. Tem autonomia para construir valores que reflitam a dignidade humana, e cada um carrega a capacidade de notar que é digno em si mesmo.

Por fim, vimos que a liberdade é fruto da autonomia e da racionalidade humana, que seguem os parâmetros de conduta moral compatíveis com a existência em sociedade. A valorização da dignidade humana é regida pelo ideal democrático dos estados modernos.

Indicação cultural

MATÉRIA DE CAPA. **Matéria de capa**: mudanças do milênio. 18 nov. 2014. Disponível em: <https://www.youtube.com/watch?v=OOZxwZyYqV4>. Acesso em: 26 jan. 2021.

Nesse vídeo, debatem-se as principais mudanças do milênio e os desafios enfrentados pelo ser humano contemporâneo.

Atividades de autoavaliação

1. As questões éticas que a manipulação genética pode gerar no século XXI são um assunto importante para os pesquisadores. As discussões que despontam são concretizadas nos pontos de vista social, médico e, sobretudo, ético. Qual das alternativas relaciona exemplos de temas que compõem esse debate?

    A] Bancos populacionais de DNA; genes de comportamento; escolha de sexo; doenças genéticas; diagnóstico pré-natal; interrupção da gravidez.

    B] Bancos populacionais de DNA; genes de comportamento; escolha de sexo; doenças genéticas; diagnóstico pré-natal; ininterrupção da gravidez.

    C] Bancos populacionais de DNA; genes de comportamento; escolha de sexo; doenças genéticas; diagnóstico pós-natal; interrupção da gravidez.

D] Banco populacionais de DNA; genes de comportamento; escolha de sexo; doenças psíquicas; diagnóstico pré-natal; ininterrupção da gravidez.

E] Todas as alternativas estão corretas.

2. Um banco de dados genéticos pode levar a alguns problemas de ordem social. Assinale a alternativa que apresenta esses problemas:

A] Seria moralmente correto que empresas e empregadores exigissem e utilizassem os dados dos fundos de investimento CDI em uma seleção ou manutenção de emprego? Uma seguradora poderia utilizar os dados na efetivação dos contratos? No ambiente clerical, seria ético utilizar esses dados?

B] Seria moralmente correto que empresas e empregadores exigissem e utilizassem os dados dos bancos de DNA em uma seleção ou manutenção de emprego? Uma seguradora poderia utilizar os dados na efetivação dos contratos? No ambiente educacional, seria ético utilizar esses dados?

C] Seria moralmente correto que empresas e empregadores exigissem e utilizassem os dados dos bancos de DNA em uma seleção ou manutenção de emprego? Uma seguradora poderia utilizar os dados na efetivação dos contratos? No ambiente educacional, seria ético utilizar esses dados da teoria sociointeracionista?

D] Isso não acarretaria nenhum problema de ordem social.

E] Nenhuma das alternativas está correta.

3. A ciência moderna dividiu-se, ao longo da história, em diversas disciplinas devido ao seu aspecto racional, que se apresenta segundo a lógica matemática. Essa divisão acabou gerando a hiperespecialização. Qual o perigo da hiperespecialização?

A] O esquecimento das relações próprias do saber, compreendendo o conhecimento como algo que se constrói de modo isolado, sem conexão com outras áreas do saber humano.

B] O esquecimento das relações próprias do saber, compreendendo o conhecimento como algo que se constrói de modo articulado, conexo com outras áreas do saber humano.

C] O esquecimento das relações próprias do saber, compreendendo o conhecimento como algo impossível de ser alcançado.

D] Não existe problema algum com a hiperespecialização.

E] Nenhuma das alternativas está correta.

4. A biossegurança abrange dois conceitos importantes para compreendê-la. Assinale a alternativa que indica tais conceitos:

A] Risco e procrastinação.

B] Risco e articulação.

C] Risco e decepção.

D] Risco e prevenção.

E] Risco e culpabilidade.

5. O modo pelo qual as ações públicas de saúde são decididas torna-se uma temática interessante de ser pensada no horizonte do século XXI. Para se concretizar uma reflexão plausível e adequada, é necessário trabalhar com alguns conceitos. Sobre isso, marque com V as alternativas verdadeiras e com F as falsas.

[ ] Dois conceitos precisam ser pensados: hegemonia e equidade.

[ ] O conceito de equidade, segundo a noção de saúde pública, parte de problemáticas específicas. O ser humano, como ser moral, é dotado de liberdade de escolha. As opções feitas pelos indivíduos acarretam resultados que interferem não só sobre si mesmo, como também sobre a vida de outros que com ele se relacionam.

[ ] Um ponto interessante a se debater é a equidade. A saúde pública deve ser conduzida pela ótica da justiça distributiva para garantir a todos um tratamento adequado de acordo com a necessidade específica de cada indivíduo. Nesse sentido, a saúde coletiva precisa ter como ponto basilar os próprios princípios que são caros para a bioética: beneficência, autonomia, não maleficência e justiça.

[ ] A autonomia do indivíduo precisa ser respeitada desde que ele esteja plenamente consciente dos riscos de suas escolhas, no que concerne ao entendimento da própria saúde. No entanto, a obrigação moral (e certamente legal) deve impedi-lo de qualquer atitude que posso provocar algo prejudicial à saúde de terceiros. Assim, o indivíduo é livre para cuidar de si, de acordo com suas próprias limitações, mas em hipótese alguma pode interferir negativamente em outro ser humano.

Agora, assinale a alternativa que apresenta a sequência correta:

A] V, F, F, V.
B] F, V, V, F.
C] F, F, V, V.
D] V, V, F, F.
E] V, F, V, F.

Atividades de aprendizagem

Questões para reflexão

1. O indivíduo é autônomo para tomar qualquer decisão relacionada a sua existência? Justifique.
2. O princípio da dignidade humana acarreta algum significado especial na questão das relações humanas? Justifique.
3. De que modo você entende a liberdade como fruto da autonomia?

Atividade aplicada: prática

1. A racionalidade que se estrutura por meio de um imperativo categórico estabelece parâmetros de conduta moral compatíveis com a existência em sociedade. Assim, faça uma pesquisa sobre o imperativo categórico aplicado à bioética e responda às seguintes perguntas:

    A] O que é imperativo categórico?

    B] Como o imperativo categórico se relaciona com a bioética? Cite alguns exemplos.

LIMITES DA MANIPULAÇÃO DA VIDA

As diversas pesquisas e descobertas científicas possibilitaram a melhora considerável da vida humana. Contudo, pergunta-se se há um limite para o fazer científico e, caso a resposta seja positiva, o que marcaria tal delimitação. O presente capítulo procura debater alguns desses limites.

3.1 Clonagem

A palavra *clone* tem sua raiz etimológica no grego *klon*, que significa "broto", "ramo" de um vegetal. O termo foi inserido no vocabulário científico no início do século XX, mais precisamente em 1903, pelo botânico Herbert J. Webber, que pesquisava plantas no Departamento de Agricultura dos Estados Unidos.

> A clonagem é uma forma de reprodução assexuada que existe naturalmente em organismos unicelulares e plantas. Esse processo reprodutivo baseia-se em um único patrimônio genético. Nos animais acontece naturalmente quando nascem gêmeos univitelinos. Neste caso, os novos indivíduos gerados têm o mesmo patrimônio genético. A geração de um novo animal, a partir de um outro preexistente, ocorre apenas artificialmente em laboratórios. Os indivíduos resultantes deste processo terão as mesmas características genéticas cromossômicas do indivíduo doador, também denominado original. (Cavalcante, 2003, p. 69-70)

É interessante, em um primeiro momento, destacar os aspectos históricos da clonagem:

1952 – Primeira experiência de clonagem conseguida em animais vertebrados – sapos;

1962 – J. B. Gurdon (Reino Unido) usou raios ultravioleta para destruir o núcleo de um óvulo de um tipo de sapo originário da África do Sul no qual inseriu o núcleo de uma célula do intestino de girinos e obteve girinos aparentemente normais, embora não tenham chegado à fase adulta;

1974 – Clonagem de embriões de ovelhas;

1980 – Peter Hoope (biólogo norte-americano) e Karl LIlmensee (microcirurgião suíço) relataram êxito total na produção do primeiro clone de mamíferos (clonagem de embriões de gado);

1990 – A ovelha Tracy – transgênica de humanos – o primeiro grande sucesso do Roslin Institute, Edimburgo, Escócia, que é uma biofábrica de proteína terapêutica. Tracy produz grande quantidade de ATT (alfa-1-antitripsina), substância usada para o tratamento de enfisema e fibrose cística, porque recebeu um gene humano que produz ATT;

1993 – Jerry Hall e Robert Stilman (pesquisadores norte-americanos da Universidade Católica de George Washington) anunciaram a clonagem de embriões humanos;

1996 – Nascimento das ovelhas Megan e Morag, raça Welsh Moutain, por clonagem tradicional, pela equipa do cientista Ian Wilmut, do Roslin Institute, Edimburgo, Escócia;

1997 – Nascimento da ovelha Dolly, clone da raça Finn-Dorset, obtida por clonagem de última geração, pela equipa do cientista Ian Wilmut, do Roslin Institute, Edimburgo, Escócia;

1997 – "Ovelhas Humanas": clonadas e geneticamente modificadas. Nascimento ovelha Polly, uma ovelha transgênica de humano, uma possível biofábrica de proteína alfa-1-antitrispina, substância usada para tratamento da fibrose cística. Polly possui irmãs, que também foram programadas para fabricar fibrinogênio e proteína C ativada;

1998 – Cientistas sul-coreanos anunciaram a clonagem de um embrião humano a partir de células adultas de uma mulher. O embrião foi destruído;

1998 – James Thomson e John Gearhart isolaram as primeiras células-tronco de um embrião humano em estágio inicial de desenvolvimento – clonagem terapêutica;

1999 – Cientistas norte-americanos anunciaram que obtiveram um embrião humano via clonagem tipo Dolly;

1999 – França – Instituto Nacional de Pesquisa Agronômica de França – clonaram uma vaca obtida via Dolly, nasceu aparentemente normal e morreu de anemia com apenas 7 semanas de vida;

2000 – Pesquisadores do Centro de Primatas de Bearverton, EUA, divulgaram o nascimento do primeiro clone de um macaco Rhesus, a Tetra;

2001 – Anúncios de clonagens de macacos, vacas, ovelhas, cabras, porcos, coelhos, ratos etc.;

2001 – Anunciado em jornais de todo mundo que clones levam uma vida normal. A revista Science publicou dados de uma pesquisa, anunciada como a mais completa já realizada sobre saúde e comportamento dos clones, que informa que 80% deles levam uma vida saudável e se reproduzem normalmente;

2002 – Animais clonados morrem mais cedo, afirma estudo. Depois que os responsáveis pela clonagem da ovelha Dolly anunciaram que ela sofria de artrite [...]

2003 – A Clonaid anuncia o nascimento de um bebê clonado. (Silva, 2008, p. 6-7)

Figura 3.1 – Clonagem animal

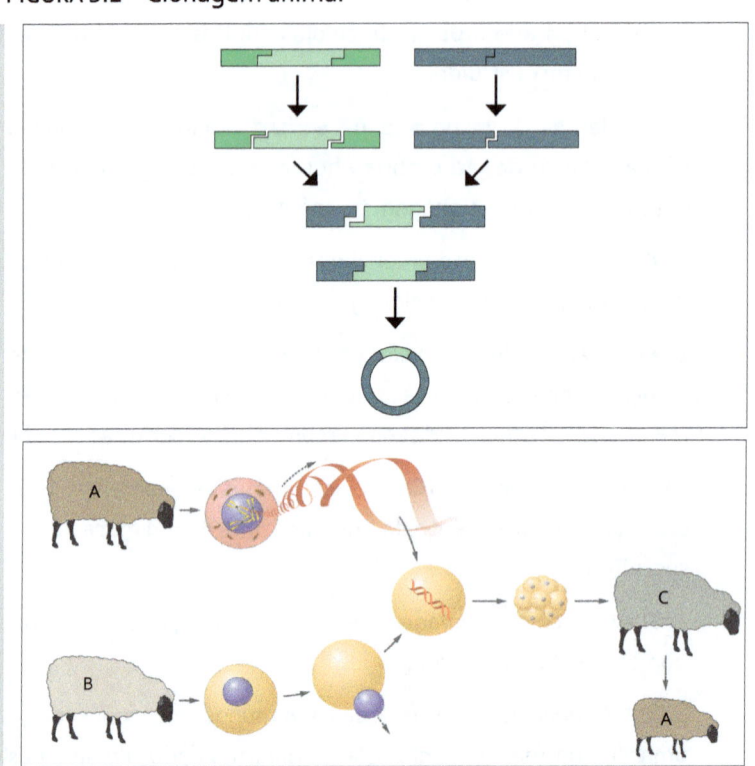

Na clonagem animal, o DNA é extraído de uma célula de uma ovelha (A) e colocado dentro de uma célula anucleada de outra ovelha (B). A célula criada se desenvolve e forma um embrião, o qual é colocado dentro do útero de outra ovelha (C). Esta terá o cordeiro clone da ovelha A.

O conhecimento histórico da clonagem é interessante por causa do modo como o conhecimento científico é construído e os problemas éticos que dele despontam. Nesse contexto, emerge o grande desafio da bioética, ao relacionar-se com essas novas descobertas, ou como bem aponta Neves (2010, p. 34):

> O grande desafio da Bioética é conciliar o saber humanista com o saber científico na busca da felicidade do ser humano. As fronteiras biológicas estão sendo derrubadas, deve-se refletir sobre o papel do direito na tentativa de evitar a utilização indiscriminada da ciência não jungida aos princípios éticos consensuais, oferecidos pela reflexão da Bioética.

Nesse entendimento reflexivo é que se pauta a presente discussão, a qual tem dois conceitos importantes, a saber: *clonagem reprodutiva* e *clonagem terapêutica*.

A **clonagem reprodutiva** surge da possibilidade de se utilizar as células-tronco que se dividem e são capazes de produzir outras células humanas. Elas não são introduzidas no útero. O DNA do doador é inserido em óvulo vazio, e "depois de algumas divisões as células-tronco são direcionadas no laboratório para fabricação de tecidos idênticos ao do doador" (Neves, 2010, p. 35).

Esse tipo de clonagem pretende criar a duplicata genética de um outro ser humano existente. De acordo com Neves (2010, p. 35), "pode acontecer por partição embrionária (imita o processo de geração de gêmeos), ou por transferência nuclear (clonagem no sentido estrito)". Cabe ressaltar que a discussão acerca dos tipos de clonagem se restringe às questões relativas ao ser humano.

As implicações éticas da **clonagem terapêutica** referem-se à utilização dos embriões, ou seja, seria justo a utilização de um ser humano em potencial (embrião) para tratar de outro humano? O problema é o da própria ideia da origem da vida: de que ponto se considera o embrião um ser humano? Neves (2010, p. 35) sintetiza da seguinte maneira:

> A clonagem terapêutica tem argumentos favoráveis e contrários, um dos argumentos contrários é de que os embriões gerados seriam obrigatoriamente mortos, com a finalidade de serem obtidas as células-tronco desejadas, porém, existem outras linhagens celulares não embrionárias, que poderiam ser utilizadas. Para quem trabalha com pacientes portadores de doenças graves, os argumentos favoráveis a esta são de que a clonagem de células com fins terapêuticos é uma esperança no fim do túnel para cura de milhares de pessoas que sofrem de doenças graves e, se os mais de 90% dos embriões não fecundados são jogados no lixo, por que não usar estes embriões para fins terapêuticos? Os que defendem o uso desses embriões empregam o critério utilitarista de custo-benefício, que privilegia o útil em vez do bem.

FIGURA 3.2 – Transplante de células-tronco

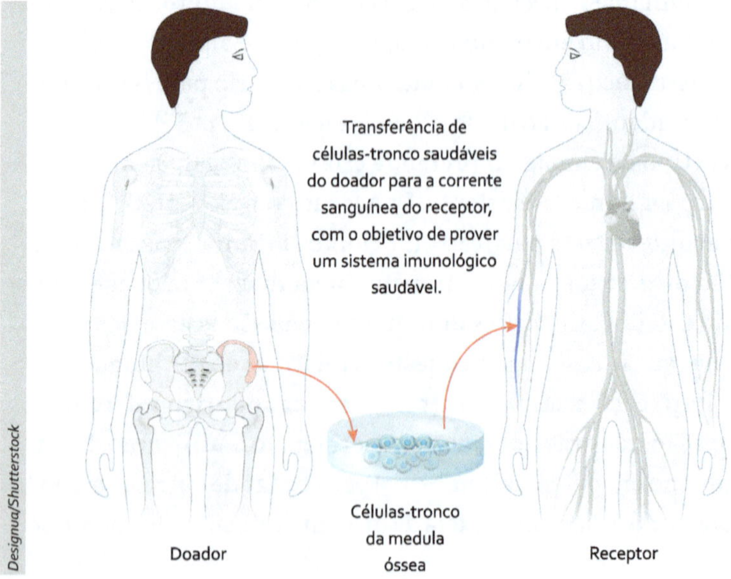

As células são retiradas da medula óssea de um doador e levadas à corrente sanguínea de um beneficiário, a fim de reformar seu sistema imune.

Quanto à clonagem terapêutica, os aspectos culturais, sociais e religiosos acabam norteando os debates e, por vezes, os critérios científicos são desconsiderados. Obviamente, não se trata de um debate fácil, mas necessário aos pensadores e pesquisadores do século XXI. No Brasil, a utilização de embriões é regulamentada por legislação específica:

> No Brasil, o projeto da nova Lei de Biossegurança, aprovado pela Câmara dos Deputados no início de fevereiro de 2004, e que substituiu a lei vigente, de 1995, proíbe a produção de embriões humanos destinados a servir como material biológico. Só seria permitida a pesquisa com células-tronco provenientes de cordões umbilicais, medulas ósseas ou placentas. [...]
>
> O Projeto (PLC 9/2004), ao passar pela Comissão de Educação do Senado (aprovado em 10 de agosto de 2004), recebeu do relator Senador Osmar Dias um substitutivo que permite a destruição de embriões humanos com o fim de suas células serem transplantadas para o tratamento de adultos doentes, com autorização do casal de doadores dos gametas, desde que estejam congelados até três anos da publicação da lei e que sejam inviáveis para a implantação no processo de fertilização (GHENTE, 2006). (Freitas et al., 2007, p. 46)

A clonagem reprodutiva é mais complexa devido às implicações éticas da produção de um indivíduo, pois há iniciativas com vistas a produção de um ser superior do ponto de vista genético (eugenia), e outras visam à imortalização de alguém, bem como se multiplicam embriões "para futuras implantações e para um diagnóstico genético da qualidade do embrião, ou possibilitar a geração de um filho sem determinada tara genética, correspondente a um dos cônjuges" (Neves, 2010, p. 35).

Os problemas oriundos da clonagem reprodutiva geram discussões de âmbito jurídico e ético. Sua prática é proibida em diversos países, inclusive no Brasil:

> No Brasil, a clonagem reprodutiva – para produzir seres humanos clonados – continuará expressamente proibida porque não existe a menor segurança de que crianças geradas por meio dela serão bem formadas. Esta também é a posição das academias de ciências de mais de 60 países.
>
> Em dezembro de 2001, a ONU decidiu elaborar uma Convenção Internacional Contra a Clonagem Reprodutiva de Seres Humanos, deixando claro que a clonagem como forma de reprodução de seres humanos é internacionalmente repudiada e constitui-se uma ameaça à dignidade humana, da mesma forma que a tortura, a discriminação racial e o terrorismo. (Freitas et al., 2007, p. 47)

Portanto, a clonagem, especialmente a reprodutiva, acaba por esbarrar em dois polos de debate antagônicos. De um lado, compreensões utópicas da procura da imortalidade. De outro, percepções exageradamente apocalípticas e desmedidas. O certo é que muito se tem ainda a discutir.

3.2 Doação de órgãos

A ideia solidária por trás da doação de órgãos é louvável, no entanto o ato doador é repleto de mitos e tabus. No Brasil, os transplantes de órgãos e tecidos humanos estão normatizados pela Lei n. 9.434, de 4 de fevereiro de 1997[1] e pela Lei n. 10.211, de 23 de março de

---

1 Disponível em: <http://www.planalto.gov.br/ccivil_03/leis/leis_2001/l10211.htm#:~:text =LEI%20No%2010.211%2C%20DE%2023%20DE%20MAR%C3%87O%20DE%202001.&text =Altera%20dispositivos%20da%20Lei%20n,fins%20de%20transplante%20e%20tratamento %22>. Acesso em: 27 jan. 2021.

2001[2]. Primeiramente, é importante esclarecermos o significado da palavra *transplante*:

> Trata-se de uma técnica cirúrgica denominada *cirurgia substitutiva*, que se caracteriza, em essência, pela introdução no corpo do paciente de um órgão ou um tecido pertencente a outro ser humano, vivo ou falecido, para substituir outros da mesma entidade pertencente ao receptor, porém, que tenham perdido total ou sensivelmente sua função. (Casabona, 1981, p. 200, tradução nossa)

Na verdade, a doação de órgãos envolve questões éticas e morais complexas que entram no debate da bioética. A fim de se discutir esse ato, é importante primeiro conhecer o processo:

- identificação do potencial doador;
- notificação.
- avaliação;
- informação do doador;
- seleção dos receptores;
- identificação das equipes transplantadoras;
- retirada dos órgãos;
- liberação do corpo.

O passo inicial é a procura por algum indivíduo que tenha a função neurológica severamente comprometida, sem possibilidade de regressão. Ao identificar o potencial doador em uma unidade de terapia intensiva (UTI), contata-se a Central de Notificação, Captação e Distribuição de Órgãos e Tecidos (CNCDO), descentralizada em Organizações de Procura de Órgãos (OPOs). Posteriormente, a OPO realiza a avaliação do potencial doador.

---

2 Disponível em: <http://www.planalto.gov.br/ccivil_03/leis/leis_2001/l10211.htm#:~:text =LEI%20No%2010.211%2C%20DE%2023%20DE%20MAR%C3%87O%20DE%202001.&text =Altera%20dispositivos%20da%20Lei%20n,fins%20de%20transplante%20e%20tratamento %22.>. Acesso em: 27 jan. 2021.

Terminada a avaliação, essa organização comunica a Central de Transplantes. Esta seleciona o receptor em uma lista técnica no seu cadastro prévio e informa as equipes de transplante. As equipes realizam o procedimento de retirada dos órgãos, e o corpo é entregue à família do doador.

Apesar do procedimento normativo proposto para o transplante, existe um ponto ético que precisa ser ponderado adequadamente, para não se incorrer no risco de ferir a dignidade humana: a noção de consentimento. No Brasil, a legislação é clara quanto ao consentimento da família, ou seja, só é possível fazer a doação de órgãos após o responsável legal autorizar.

> Nosso sistema de doação de órgãos opera de forma altruística e voluntária, na qual os pacientes ou suas famílias podem escolher entre doar ou não os órgãos após a morte. Em contraste com o sistema brasileiro, vários países europeus tratam da doação de órgãos baseados no princípio do consentimento presumido, onde todo o indivíduo morto é considerado como potencial doador, a menos que, em vida, tenha optado por não ser.
>
> Mesmo em países onde vigoram leis de consentimento presumido ou quando o paciente é portador de um cartão de doador, equipes de captação do mundo inteiro buscam o consentimento das famílias para a retirada dos órgãos. (Pessalacia; Cortes; Ottoni, 2011, p. 674)

A ação do transplante segue uma lógica racional e instrumental, mas existem outros fatores que transcendem a técnica e relacionam-se com o aceite da doação. Aspectos de diversas origens podem intervir diretamente no modo pelo qual o consentimento é dado ou não, como:

- crenças religiosas;
- não compreensão dos critérios da morte;
- medo da reação familiar;
- medo do tráfico de órgãos.

As afirmações citadas originam-se de aspectos individuais, que o sujeito introjeta em si, e de modo social, quando a família tem compreensões que entram em desacordo com a vontade individual manifestada em vida. Os equívocos quanto à doação resumem-se, de acordo com Morais e Morais (2012, p. 638):

> O baixo nível de escolaridade e a desinformação da população podem gerar interpretações deturpadas a respeito da captação e do transplante de órgãos. Segundo os princípios da bioética, indivíduos mal informados sobre o tema em questão não são capazes de decidir conscientemente se desejam realizar a doação dos órgãos de seu ente falecido.
>
> As informações veiculadas pelos meios de comunicação de massa não têm sido suficientes nem eficientes para modificar tal panorama; ao contrário, reforçam o imaginário popular repleto de mitos, crendices e desinformações sobre a atividade relacionada aos transplantes no Brasil e no mundo.

O processo de desinformação generalizada tende a produzir um certo receio da doação de órgãos, tornando o tema, praticamente, um tabu nas famílias. A falta de informação compromete um debate franco e honesto sobre o tema. Ao que parece, o não conhecimento do significado de morte é a maior problemática.

Nesse sentido, a fim de se concretizar um debate eficiente, precisa-se discutir o conceito de morte e os critérios de morte. "O conceito de *morte* pode ser encarado de vários pontos de vista como o religioso, o filosófico e o biológico. Contudo, os critérios de morte são indicadores biológicos" (Gonçalves, 2007, p. 245).

Como conceito, a morte é encarada sob perspectivas bem específicas quando relacionada com a existência humana. Abbagnano (2007, p. 683) nos auxilia na construção do pensamento ao dividir a reflexão em partes: "Em sua relação específica com a existência humana, a morte pode ser entendida: a) como início de um ciclo de vida; b) como fim de um ciclo de vida; c) como possibilidade existencial".

Como início de vida, Abbagnano (2007) comenta que faz sentido para as doutrinas que admitirem e lidarem com a imortalidade da alma. Por exemplo, o ensinamento de Platão sobre a separação entre alma e corpo; "com essa separação de fato, inicia-se o novo ciclo de vida da alma: seja ele entendido como reencarnação da alma em novo corpo, seja uma vida incorpórea" (Abbagnano, 2007, p. 683).

Acerca da morte como fim de um ciclo, Abbagnano (2007, p. 684) comenta:

> O conceito de M. [morte] como fim do ciclo de vida foi expresso de várias formas pelos filósofos. Marco Aurélio considerava-a como repouso ou cessação das preocupações da vida: conceito que ocorre frequentemente nas considerações da sabedoria popular em torno da M. Marco Aurélio dizia: "Na M. está o repouso dos contragolpes dos sentidos, dos movimentos impulsivos que nos arrastam para cá e para lá como marionetes, das divagações de nossos raciocínios, dos cuidados que devemos ter para com o corpo" (Recordações, VI, 28). Leibniz concebia o fim do ciclo vital como diminuição ou involução da vida: "Não se pode falar de geração total ou de morte perfeita, entendida rigorosamente como separação da alma. O que nós chamamos de geração sem desenvolvimentos e acréscimos, e o que chamamos de M. são involuções e diminuições" (Monacl, § 73). Em outros termos, com a M. a vida diminui e desce para um nível inferior ao da percepção ou consciência, para uma espécie de "aturdimento", mas não cessa (Príncipes de la nature et de la grâce. 1714, § 4). Por sua vez, Hegel

considera a M. como o fim do ciclo da existência individual ou finita, pela impossibilidade de adequar-se ao universal: "A inadequação do animal à universalidade é sua doença original e germe inato da M. A negação desta inadequação é o cumprimento de seu destino" (Ene, § 375). Finalmente, o conceito bíblico de M. como pena do pecado original (Cen., II, 17; Rom., V, 12) é, ao mesmo tempo, conceito dela como conclusão do ciclo da vida humana perfeita em Adão e o conceito de limitação fundamental imposta à vida humana a partir do pecado de Adão. S. Tomás diz a respeito: "A M., a doença e qualquer defeito físico decorrem de um defeito na sujeição do corpo à alma. E assim como a rebelião do apetite carnal contra o espírito é a pena pelo pecado dos primeiros pais, também o são a M. e todos os outros defeitos físicos" (S. Ih., II, 2, q. 164, a. 1). Porém este segundo aspecto, típico da teologia cristã, pertence propriamente ao conceito de M. como possibilidade existencial.

Por fim, o filósofo italiano aborda a morte como possibilidade existencial sob a seguinte perspectiva:

O conceito de M. [morte] como possibilidade existencial implica que a M. não é um acontecimento particular, situável no início ou no término de um ciclo de vida do homem, mas uma possibilidade sempre presente na vida humana, capaz de determinar as características fundamentais desta. Na filosofia moderna, a chamada filosofia da vida, especialmente com Dilthey, levou a consideração da M. nesse sentido: 'A relação que caracteriza de modo mais profundo e geral o sentido de nosso ser é a relação entre vida e M. porque a limitação da nossa existência pela M. é decisiva para a compreensão e a avaliação da vida" (Das Erlebnis und die Dichtung, 5a ed., 1905, p. 230). A ideia importante aqui expressa por Dilthey é que a M. constitui "uma limitação da existência", não enquanto término dela, mas enquanto condição que acompanha todos os seus momentos. Essa concepção, que, de algum modo, reproduz no plano filosófico a concepção de M. da teologia cristã, foi expressa por Jaspers com o conceito da situação-limite como "situação decisiva, essencial, que está ligada à natureza humana enquanto tal e é inevitavelmente dada com o ser finito" (Psychologie der Weltanschaunngen, 1925, III, 2; trad. it., p. 266; cf. Phil, II, pp. 220 ss.). Referindo-se a esses precedentes, Heidegger considerou a M. como possibilidade existencial: "A M., como fim do ser aí (Dasein), é a sua possibilidade mais própria, incondicionada, certa e, como tal, indeterminada e insuperável" (Sein mit Zeít, § 52). Sob este ponto de vista, de possibilidade, "a M. nada oferece a realizar ao homem e nada que possa ser como realidade atual. Ela é a possibilidade da impossibilidade de toda relação, de todo existir" (Ibid., § 53). E já que a M. pode ser compreendida só como possibilidade, sua compreensão não é esperá-la nem fugir dela, "não pensar nela", mas a sua antecipação emocional, a angústia (v.). A expressão usada por Heidegger ao definir a M. como "possibilidade da impossibilidade" pode com razão parecer contraditória. Foi sugerida a Heidegger por sua doutrina da impossibilidade radical da existência: a M. é a ameaça que tal impossibilidade faz pairar sobre a existência. A prescindir dessa interpretação da existência em termos de necessidade negativa, pode-se dizer que a M é "a nulidade possível das possibilidades do homem e de toda a forma do homem" (Abbagnano, Struttura del Vesistenza, 1939, § 98; cf. Possibilita e liberta, 1956, pp. 14 ss.). Já que toda possibilidade, como possibilidade, pode não ser, a M. é a nulidade possível de cada uma e de todas as possibilidades existenciais; nesse sentido, Merleau-Ponty diz que o sentido da M. é a "contingência do vivido", "a ameaça perpétua para os significados eternos em que este pensa expressar-se por inteiro'" (Structure du comportement, 1942, IV, II, § 4). (Abbagnano, 2007, p. 684-685)

Embora as citações do Abbagnano sejam extensas, elas nos ajudam a compreender melhor o conceito de *morte* da perspectiva filosófica. Contudo, se a conceituação é de origem filosófica, os critérios e os testes devem proceder da ciência médica. A questão biológica é que implica considerações éticas, especialmente no que tange à doação de órgãos. Entretanto, é preciso entender que a morte é um processo e que as células morrem em momentos distintos, por isso é importante determinar quando a morte se torna irreversível, "independentemente dos meios que se possam empregar, e não se todas as células do corpo estão mortas. O momento em que foi determinado esse ponto é o momento da morte" (Gonçalves, 2007, p. 245).

Ao entender que a morte celular é um processo, emerge a necessidade de se estabelecer critérios efetivos que possam determinar se o indivíduo realmente entrou em óbito. A ciência médica, com base no conhecimento específico que lhe é próprio, apresenta os critérios da morte:

- morte cardiorrespiratória;
- morte cortical;
- morte do tronco cerebral.

A **morte cardiorrespiratória** é caracterizada pela parada respiratória e pela parada cardíaca. A primeira era vista como momento da morte até fins do século XIX. "Depois, com a descoberta do estetoscópio e da auscultação, passou a basear-se na paragem cardíaca, prática que ainda hoje se usa para a maioria das situações" (Gonçalves, 2007, p. 246).

No entanto, com a evolução da medicina e a possibilidade da reanimação por meio da respiração artificial e da reanimação cardíaca, se tornou possível reverter alguns casos. Entretanto, o desenvolvimento tecnológico que possibilitou a manutenção das condições respiratórias e cardíacas de modo satisfatório acabou gerando outro problema que precisa ser citado. A parada cardiorrespiratória é vista, na maioria dos casos, como forma de determinação da morte. O uso de meios de manutenção artificial da função respiratória muitas vezes ocorre com perda total da função cerebral, o que provoca um grande problema, pois "pela definição cardiorrespiratória de morte estes doentes estavam vivos" (Gonçalves, 2007, p. 246).

A **morte cortical** pode ser entendida segundo alguns critérios e testes, mas não é isenta de crítica, como explica Lima (2005, p. 9, grifo do original):

Morte Cortical

Conceito: Perda do que é significativo para a natureza do homem, ou seja, a consciência e a cognição e, ainda para alguns, a capacidade social de interagir.

Critério: Perda irreversível do neocórtex (cognição, senciência e percepção).

Testes: Ausência de funções cognitiva e afetiva, mas não há nenhum conjunto de testes proposto para avaliar a perda irreversível da consciência e interação social.

Crítica: Não é possível localizar a consciência no córtex cerebral; há interconexões entre córtex cerebral, áreas subcorticais e tronco cerebral. De acordo com este critério, os indivíduos podem ser declarados mortos com reflexos do tronco presentes e respiração espontânea; é também possível classificar como mortos os doentes com estado vegetativo persistente, os bebês anencefálicos e os dementes profundos, incluindo alguns doentes com Alzheimer.

Essa percepção é repleta de dificuldades, fato que conduz à determinação do fim da vida pela **morte do tronco cerebral**, o que é aceito pela maioria dos países (Gonçalves, 2007, p. 246).

Hoje, ao que parece, é o que melhor se coaduna com as concepções religiosas cristãs, islâmicas e judaicas sobre a morte. No Brasil, os critérios para morte do tronco cerebral são expressos na Resolução n. 2.173, de 15 de dezembro de 2017 do Conselho Federal de Medicina (CFM, 2017a) e podem ser assim sintetizados:

- **Parâmetros clínicos para o início do diagnóstico:** coma não perceptivo, ausência de reatividade supraespinhal, apneia persistente. Deve apresentar lesão encefálica de causa conhecida, irreversível e capaz de causar a morte encefálica. Ausência de fatores tratáveis que possam confundir o diagnóstico de morte encefálica. Temperatura corporal superior a 35 ºC, saturação arterial de oxigênio acima de 94% e pressão arterial sistólica maior ou igual a 100 mmHg para adultos.
- **Tempo de observação para que seja iniciado o diagnóstico:** mínimo de seis horas. Quando a causa for encefalopatia hipóxico-isquêmica, a observação deve ser de 24 horas.
- **Intervalo mínimo entre as duas avaliações clínicas:** tempo de coma de 7 dias a 2 meses incompletos – 24 horas; tempo de coma de 2 meses a 24 meses incompletos – 12 horas; tempo de coma acima de 2 anos – 1 hora.
- **Confirmação da morte encefálica:**
  - dois exames clínicos, por médicos diferentes, especificamente capacitados para confirmar o coma não perceptivo e a ausência de função do tronco encefálico;
  - um teste de apneia;
  - um exame complementar que comprove a ausência de atividade encefálica, que deve comprovar: ausência de perfusão sanguínea encefálica, ou ausência de atividade metabólica encefálica, ou ausência de atividade elétrica encefálica.

- **Formação dos médicos examinadores:**
  - Será considerado especificamente capacitado o médico com um ano de experiência no atendimento de pacientes em coma e que tenha acompanhado ou realizado pelo menos dez determinações de morte encefálica, ou que tenha realizado curso de capacitação para determinação de morte encefálica.
  - Um dos médicos especificamente capacitado deverá ser de uma das seguintes especialidades: medicina intensiva, medicina intensiva pediátrica, neurologia, neurologia pediátrica, neurocirurgia ou medicina de emergência.
  - Nenhum dos médicos examinadores poderá fazer parte da equipe de transplante. (CFM, 2017a)

Os critérios estabelecidos são rígidos e estão de acordo com as descobertas contemporâneas do saber científico. O critério da morte cerebral auxilia na resolução das discussões éticas que decorrem da compreensão da morte, o que facilita o aceite da família quanto à doação dos órgãos dos seus entes queridos.

3.3 Abortos

Assim como fizemos anteriormente, primeiro vamos esclarecer o significado da palavra *aborto* para depois vermos o conceito:

> Etimologicamente, a palavra aborto deriva do latim "abortus"."Ab" significa privação e "ortus" significa nascimento. Portanto, quanto ao étimo, aborto significa privação do nascimento. Alguns termos são empregados como sinônimos de aborto, tais como amblose, móvito, efluxão e desmanchos. (Alves, citado por Balbinot, 2003, p. 94)

A discussão acerca do aborto pode ser estabelecida a partir de algumas perguntas: é direito das mulheres abortar? O Estado deve proibir o aborto? Somente alguns tipos de aborto devem ser permitidos? "O *status* legal correto do aborto é o resultado direto de seu *status* moral? Ou deveria ser legal abortar mesmo que moralmente errado às vezes ou sempre?" (Warren, 2004, p. 147, tradução nossa).

As respostas a esses questionamentos, por vezes apaixonadas e sem reflexão, são classificadas nos horizontes daqueles que são favoráveis ao aborto e de outros que são opositores. O argumento dos desfavoráveis ao aborto é expresso, em sua essência, por uma estrutura de pensamento comunicada, principalmente, sob uma forma silogística:

"É errado matar um ser humano inocente.
Um feto humano é um ser humano inocente.
Logo, é errado matar um feto humano." (Singer, 2005)

Os defensores do aborto precisam lidar com as premissas do pensamento. Caso opte-se por refutar a primeira premissa, é necessário discutir o significado do que é ser humano e a questão do direito à vida. Singer (2005) pergunta como se pode descrever um ser humano. Para ele, argumentar que o feto é um ser humano é algo falso, pois "ninguém pode plausivelmente argumentar que o feto é ou racional, ou autoconsciente" (Singer, 2005). Ser membro de uma espécie biológica não dá direito à vida. O defensor do aborto deve "olhar para o feto e ver aquilo que ele é – as características que ele realmente possui – e avaliar a sua vida em função disso mesmo" (Singer, 2005).

A opção que se propõe a debater a segunda premissa considera trazer à tona se um feto é ou não um ser humano, ou seja, discutir a relação do embrião com as características do conceito de *ser humano*. Novamente, Singer (2005) traz uma contribuição a essa conversa:

Os defensores do aborto habitualmente negam a segunda premissa do argumento. A disputa acerca do aborto torna-se então uma disputa sobre se o feto é um ser humano, ou, por outras palavras, sobre quando começa uma vida humana. Os oponentes do aborto desafiam os seus adversários a identificar uma qualquer fase do processo gradual de desenvolvimento humano que estabeleça uma linha divisória moralmente significativa. A menos que exista tal linha, dizem, temos de ou elevar o estatuto do embrião inicial ao estatuto de criança, ou baixar o estatuto de criança ao estatuto de feto; e ninguém advoga a última direção.

Geralmente, as linhas divisórias mais sugeridas entre o óvulo fertilizado e a criança são o nascimento e a viabilidade. Ambas estão sujeitas a objeções. Uma criança nascida prematuramente pode muito bem ser menos desenvolvida do que um feto próximo do termo da gravidez, e seria peculiar defender que não podemos matar a criança prematura, mas podemos matar um feto mais desenvolvido. Por sua vez, a viabilidade varia de acordo com o estado da tecnologia médica, e mais uma vez seria estranho defender que o feto tem direito à vida se a mulher grávida vive em Londres, mas já não o tem se a mulher grávida vive na Nova Guiné.

Por outro lado, os defensores do aborto expõem seus pontos de vista, e Warren (2004, p. 417-418, tradução nossa) apresenta três principais argumentos: proibi-lo gera consequências indesejáveis; as mulheres têm direito de escolha; os fetos ainda não são pessoas, portanto ainda não têm "um direito substancial à vida".

A argumentação dos favoráveis ao aborto parte de premissas que se justificam em aspectos consequencialistas, como o direito ao próprio corpo e a ideia de que um feto não é um ser humano em sentido completo.

Ao refletir acerca das consequências do aborto, pensa-se sobre as questões morais que delas derivam. A gravidez indesejada é o grande ponto. Os não abortistas lidam com a gravidez indesejada como responsabilidade da mulher e, por vezes, tampouco ponderam acerca de uma gravidez resultante de uma violação. Não se pode exigir das mulheres um celibato permanente. Todas são potenciais vítimas de uma gravidez indesejável. Assim, "até que surja um método contraceptivo totalmente seguro e de confiança, disponível para todas as mulheres, a argumentação consequencialista a favor do aborto permanecerá forte" (Warren, 2004, p. 419-420, tradução nossa).

O direito moral da mulher em concretizar o aborto seria um direito individual. A proibição do aborto, pelo menos em uma análise preliminar, aparentemente não considera os direitos básicos das mulheres, como descreve Warren (2004, p. 420-421, tradução nossa) nesse excerto de texto extenso, porém necessário:

> Os direitos morais básicos são aqueles que todas as pessoas têm, em contraste com os direitos que dependem de circunstâncias particulares, como as promessas ou os contratos legais. Normalmente, consideram-se direitos morais básicos o direito à vida, à liberdade, à autodeterminação e o de não ser maltratado fisicamente. A proibição do aborto parece ir contra todos esses direitos morais básicos. A vida das mulheres é posta em perigo de pelo menos duas maneiras. A primeira é que, onde o aborto é ilegal, as mulheres escolhem frequentemente abortar de modo ilegal e inseguro; a Organização Mundial de Saúde estima que mais de 200 mil mulheres morrem todos os anos devido a esses abortos ilegais. Muitas outras morrem por causa de partos involuntários, quando não encontram onde abortar ou quando são pressionadas a não o fazer. É claro que os partos voluntários também acarretam um certo risco de morte; mas, na ausência de qualquer tipo de coerção, não existe violação do direito à vida da mulher.

A proibição do aborto também viola o direito das mulheres à liberdade, à autodeterminação e à integridade física. Ser forçada a dar à luz uma criança não é apenas um "inconveniente", como aqueles que se opõem ao aborto frequentemente afirmam. Levar uma gravidez até ao fim é uma tarefa árdua e arriscada, mesmo quando é voluntária. Certamente que muitas mulheres desfrutam das suas gravidezes (pelo menos de grande parte destas); mas, para aquelas que permanecem grávidas contra a sua vontade, a experiência deverá ser completamente miserável. E a gravidez e o parto involuntários são apenas o início dos sofrimentos causados pela proibição do aborto. As mulheres têm ou de ficar com a criança ou entregá-la para adoção. Manter a criança pode impossibilitar a mulher de prosseguir a sua carreira profissional ou impedi-la de estar à altura das suas outras obrigações familiares. Entregar a criança significa que a mulher terá de viver com o triste fato de saber que tem um filho ou uma filha do qual não pode cuidar e, muitas vezes, nem sequer saber se está vivo e de boa saúde. Vários estudos sobre mulheres que entregaram os seus filhos para adoção demonstram que, para a maioria, a separação dos seus filhos é a causa de um sofrimento profundo e duradouro.

Essa argumentação, do direito da mulher, embora possa parecer sólida, esbarra em outras perspectivas que desconstroem tal direito ao considerar o direito do feto. Madeira (2004), de certa maneira irônica inclusive, reflete sobre essa temática ao debater a noção de direito do corpo e do feto. As feministas não dizem se o feto tem direito moral à vida. Se o argumento é que o corpo é da mulher, então seria aceitável o aborto até o nono mês. Fica difícil de explicar por que não matar crianças recém-nascidas. Também é difícil dizer a partir de quando o feto tem direito à vida. A isso se acrescenta que, se o corpo é da mulher, o resultado seria que a "prostituição devia ser legalizada", o que significaria a degradação da mulher "à condição de mero objeto sexual" (Madeira, 2004).

A ideia do direito do corpo não considera a noção de alteridade possível do embrião e não pondera a limitação que se deve fazer ao uso do próprio corpo. A questão do direito do feto é um forte argumento dos opositores da liberação do aborto. Contudo, o argumento é construído não de acordo com os aspectos filosóficos, porém com um apelo às emoções, que nada têm de racional:

> Há um mau argumento usado pelos opositores da legalização do aborto que não é, em bom rigor, um argumento: é apenas o chamado apelo às emoções. Quando do período imediatamente precedente ao referendo, assisti, com algum desconforto, a uma campanha chamada "Não matem o Zezinho", a qual, se não estou em erro, distribuiu vídeos em que eram mostrados abortos verídicos. Também constatei que houve pelo menos um partido que pôs fotografias de bebés sorridentes em outdoors. E, de um modo geral, em vez de se falar em zigoto, embrião ou feto, falava-se na "criança ainda por nascer". É certo que os defensores da legalização também recorriam, aqui ou ali, à linguagem envenenada, como por exemplo quando se referiam ao feto como "um amontoado de células". Mas o apelo às emoções por parte dos defensores da legalização não foi, ainda assim, tão descarado como o apelo às emoções por parte dos opositores da legalização. [...] Esta é uma maneira deplorável de conduzir uma campanha. Os outros maus argumentos a favor e contra a legalização do aborto que tive a oportunidade de analisar [...] são apenas isso: maus. Mas o apelo às emoções não é apenas um mau argumento: é um argumento perigoso. É a própria história do século XX que no-lo ensina. (Madeira, 2004)

A resolução desse impasse acaba tomando os contornos da disputa sobre o estatuto moral dos fetos. É importante notar que "há basicamente dois tipos de argumentos na bibliografia de bioética que procuram mostrar que o feto tem o direito à vida, pelo que o aborto é imoral: o argumento da potencialidade, e aquilo a que podemos chamar 'o argumento dos dois minutos'" (Madeira, 2004). O argumento da potencialidade geralmente tem um uma estrutura similar em quaisquer de suas manifestações, entendendo o feto como ser humano em potencial: "todos os seres humanos, quer sejam apenas seres humanos em potência ou não, têm o direito à vida; logo, o feto tem o direito à vida" (Madeira, 2004).

Em outra parte, Warren (2004, p. 429, tradução nossa) comenta que os fetos são somente potencialmente seres humanos: "Este argumento não é aceitável, uma vez que em nenhum outro caso tratamos o potencial de atingir certos direitos como se implicasse, por si, esses mesmos direitos".

O argumento da potencialidade permanece forte, mas não se sustenta no horizonte da prática. Por exemplo:

> Todas as crianças nascidas nos Estados Unidos são um eleitor em potencial, mas ninguém com menos de 18 anos tem direito a votar nesse país. Além disso, o argumento da potencialidade prova demasiado. Se o feto é uma pessoa em potencial, então também o é um óvulo humano não fecundado, juntamente com a quantidade de esperma necessária para efetuar a fecundação; no entanto, muito pouca gente concordará em atribuir a essas entidades vivas pleno estatuto moral. (Warren, 2004, p. 429, tradução nossa)

Logo, esse argumento não se sustenta em seus próprios pressupostos. Ele foge à questão da dignidade moral do feto. Madeira (2004) sugere outros exemplos para auxiliar na reflexão acerca da potencialidade do ser humano:

> Enquanto cidadão português, sou potencialmente presidente da República; o presidente da República é o Comandante Supremo das Forças Armadas; no entanto, daí não se segue que eu seja agora o Comandante Supremo das Forças Armadas. Poderá ser

> objetado que estou simplesmente a fugir à questão: a analogia não funciona – o feto tem o direito à vida desde a concepção, mas eu só adquirirei o estatuto de Comandante Supremo das Forças Armadas caso venha a ser eleito Presidente da República. O problema com esta objeção é que foge, ela própria, à questão! Se estivéssemos desde logo a partir do princípio de que o feto tem o direito à vida desde a concepção, então para que é que precisaríamos de invocar o estatuto de potencialidade do feto? (Madeira, 2004)

A potencialidade não justifica a dignidade moral do feto. Ela aparece muito mais como um significado atribuído à mulher em situação de gravidez, bem como uma ideia que a própria gestante atribui ao feto em gestação. Warren (2004, p. 429-430, tradução nossa) esclarece do seguinte modo:

> Mesmo assim, o argumento da personalidade potencial do feto recusa-se a desaparecer. Talvez porque essa potencialidade inerente aos fetos é frequentemente uma forte razão para valorizar e proteger os fetos. A partir do momento em que uma mulher grávida se comprometa a cuidar do feto, ela e aqueles que lhe estão próximos seguramente terão tendência a pensar no feto como um "bebê por nascer" e a valorizá-lo pelo seu potencial. O potencial do feto encontra-se não só no seu ADN, mas também nesse compromisso maternal (e paternal). A partir do momento em que a mulher se empenha na sua gravidez, é bom que ela valorize o feto e proteja o seu potencial – como a maioria das mulheres o faz, sem qualquer tipo de coerção legal. Mas está errado exigir de uma mulher que complete uma gravidez quando esta não pode ou não quer levar a cabo esse enorme compromisso.

O argumento dos dois minutos é falacioso em sua própria estrutura, porque não considera as fronteiras da concepção da criança e não percebe a distinção entre feto e recém-nascido ao construir um retorno a uma ideia original de feto. Madeira (2004) afirma que, quando a criança nasce, tem direito à vida, mas esse direito não faz diferença para ela dois minutos antes de nascer. "A concepção não é um processo instantâneo, como alguns parecem pensar [...]. Este argumento é falacioso" (Madeira, 2004).

O debate sério e racional acerca do aborto não é de solução fácil. As questões relativas ao direito da mulher e do feto são complexas. Por um lado, tem-se a liberdade e, por outro, o estatuto moral dos fetos:

> O aborto é muitas vezes encarado como se fosse uma questão de direitos apenas do feto; e outras vezes como se fosse uma questão de direitos apenas da mulher. A proibição de um aborto seguro e legal viola os direitos da mulher à vida, à liberdade e à integridade física. Se o feto tivesse o mesmo direito à vida do que uma pessoa, o aborto seria, ainda assim, um acontecimento trágico e de difícil justificação, exceto nos casos mais extremos. Como tal, mesmo os defensores dos direitos das mulheres devem preocupar-se com o estatuto moral dos fetos. (Warren, 2004, p. 429-430, tradução nossa)

O argumento da potencialidade e dos dois minutos não justificam, todavia, o estatuto moral. A questão que se estabelece, portanto, seria como construir um discurso que considere o respeito ao feto sem incorrer em premissas falsas construídas de maneira falaciosa. Além disso, é necessário pensar no abortamento nos casos de anomalias fetais.

3.4 Inseminação *in vitro*

Falar da fertilização *in vitro* é tratar da reprodução assistida. Para que a discussão, de fato, seja proveitosa, é preciso, em um primeiro momento, dialogar acerca do significado de gerar um filho. A afirmação de Braz (2005, p. 169) ajuda nessa tarefa:

A decisão de gerar uma criança não é um processo simples, abrangendo vários aspectos que vão desde os recursos financeiros da família até os de ordem emocional, espiritual e econômico-social. Por ser algo complexo que envolve inúmeras facetas e, principalmente, por tratar-se de um ato humano que envolve um outro ser humano a ser trazido ao mundo e que pode vir a ser fonte de conflitos, há necessidade de refletir, sob o ponto de vista bioético, muito mais que biologicamente, sobre as decisões que devem ser feitas frente à reprodução humana.

A abordagem desse tema complementa a ideia da intervenção humana no processo de geração da vida. A construção do saber médico é repleta de questionamentos éticos sobre os próprios procedimentos, especialmente a respeito dos limites morais de suas ações. Por esse motivo, Aita e Martins (2015) comentam que o ser humano buscou outras formas de intervenção, até então centradas na natureza. Assim surgiram "desafios referentes aos novos tipos de relações sociais no quadro cultural da tecnocivilização, gerando um debate ético em todos os domínios da atividade humana" (Aita; Martins, 2015, p. 3).

A bioética, nesse sentido, surge como instrumento de aplicação da ética às problemáticas que agora surgem por causa das novas descobertas científicas e das novas tecnologias. No que tange à reprodução assistida, a discussão com base nos princípios bioéticos contribui significativamente. Entretanto, antes de apontar o papel da bioética, é interessante apresentar os principais métodos de reprodução assistida e os principais fatores que conduzem as pessoas a optarem por esses métodos:

- inseminação artificial (IIU);
- fertilização *in vitro* (FIV);
- injeção intracitoplasmática de espermatozoides (Icis);
- transferência de embriões congelados (TEC).

A **inseminação artificial** é um procedimento que prepara o sêmen em laboratório e faz a introdução no útero. Para Souza e Alves (2016, p. 30), "a indução da ovulação seguida de IIU é considerada um tratamento simples, e com poucas complicações, no qual apresenta taxa de gestação satisfatória, quando bem indicado". Recomenda-se para pacientes com disfunção ovulatória, fator masculino leve a moderado, fator cervical, infertilidade de causas não aparentes e endometriose.

A **fertilização *in vitro*** é compreendida como

> uma técnica de reprodução assistida que visa à manipulação de ambos os gametas (espermatozoides e óvulos) em laboratório, procurando obter embriões de boa qualidade. [...]
>
> Na fertilização *in vitro*, é necessário colher o material do casal (espermatozoide e o óvulo), e em laboratório o espermatozoide é colocado em uma placa de Petri junto com o óvulo, a fertilização ocorre de forma natural, porém no laboratório.
>
> Os ovócitos fertilizados são transferidos para o útero, na intenção de obter-se uma gravidez, este método ficou conhecido como técnica bebê de proveta. (Souza; Alves, 2016, p. 31-32)

Essa técnica é comumente indicada em situações em que exista infertilidade masculina, obstrução e outros casos, ou infertilidade sem uma motivação aparente.

Já a **injeção intracitoplasmática de espermatozoides** é uma técnica:

> de reprodução assistida, na qual a fertilização também ocorre *in vitro*; entretanto, não ocorre espontaneamente. É a micromanipulação dos gametas; esta técnica faz uso de microscópio e micromanipuladores. ICIS consiste em injetar o espermatozoide diretamente dentro do óvulo, este procedimento é feito em laboratório, por um embriologista. (Souza; Alves, 2016, p. 32)

Esse procedimento é recomendado para casais em que o homem tenha pequena ou nenhuma quantidade de espermatozoides, pacientes "que tenham feito vasectomia e não seja possível a reversão e alguns homens que sofreram traumas na medula que tenha ocasionado problemas de ereção e ejaculação" (Souza; Alves, 2016, p. 32).

Por fim, a **transferência de embrião congelado** é realizada por meio da doação ou da manutenção do embrião criopreservado:

> Preocupados com o êxito do tratamento e com a obtenção da gravidez, propósito das técnicas de reprodução assistida, são fecundados tantos oócitos quantos possíveis, fato que gera em alguns casos, número de pré-embriões incompatíveis com a transferência a fresco. Também quando há um grande quadro de hiperestímulo ovariano, recomenda-se que todos os pré-embriões sejam criopreservados para posterior transferência em outro ciclo de tratamento. (Ciocci; Borges Júnior, citados por Souza; Alves, 2016, p. 33)

Recomenda-se essa técnica nos casos de infertilidade masculina e feminina relacionada a diversos fatores biológicos ou cirúrgicos.

As questões bioéticas nos casos de reprodução assistida se originam em algumas situações. A primeira é relação de liberdade da mulher e o direito de procriar. Essa discussão é extensa, mas é cabível apresentar a síntese. O direito de procriar ou não é dado ao indivíduo moral como partícipe da sua liberdade (uma abordagem que tem por base o liberalismo). Um problema que se constrói é se é moralmente aceitável ter um filho a qualquer preço – entendido aqui não como valor monetário, mas como uma ação que não considera a responsabilidade. O comentário de Mori (citado por Braz, 2005) é instigante nesse contexto, pois para ele não é lícito querer um filho:

A todo custo, forçando até mesmo os limites naturais. O desejo de ter um filho é "apreciável", mas não indispensável nem fundamental [...] Em muitos casos, o desejo de ter um filho não é em nada algo supérfluo e frívolo; pelo contrário, a decisão de fazer nascer um filho é um aspecto importante e crucial para o próprio projeto de vida, pois constitui um compromisso para com a existência. (Mori, citado por Braz, 2005, p. 179)

O bom senso da paternidade responsável e do planejamento familiar adequado é que deveria gerir as escolhas. No entanto, o direito de procriar é facultado a todos os seres humanos como possibilidade inalienável. O problema é que a reprodução "natural", de fato, não tem nenhuma regulamentação – na maioria dos países que adotam a política do Estado Democrático de Direito – e "nenhum tipo de coerção deve existir porque seria um desrespeito à autonomia das pessoas, podendo ser usado de forma discriminatória visando à seleção de pessoas consideradas aptas a procriarem" (Braz, 2005, p. 179). No entanto, mesmo que o direito à procriação seja assegurado, na prática "a parcela pobre da população não tem acesso à reprodução medicamente assistida – ou, quando tem, isto se faz, com exceções, de forma moralmente inaceitável" (Braz, 2005, p. 179).

O que se percebe é um gerenciamento do direito que estabelece critérios determinantes para a seleção de quem pode ter filhos – beneficiado pela técnica ou não. Geralmente, a distinção adotada é sob o prisma da renda, ou seja, os possuidores de alto poder aquisitivo têm acesso a quaisquer formas de tratamentos, e os pobres não conseguem acessar a todos os instrumentos necessários, o que violaria o direto à reprodução. Há também as limitações impostas aos indivíduos solteiros ou homoafetivos – que, no Brasil, esbarram mais em uma questão social e cultural do que jurídica, uma vez que a Resolução do Conselho Federal de Medicina n. 2.168, de 21 de setembro de 2017 (CFM, 2017b) propõe:

II – PACIENTES DAS TÉCNICAS DE RA [reprodução assistida]

1. Todas as pessoas capazes, que tenham solicitado o procedimento e cuja indicação não se afaste dos limites desta resolução, podem ser receptoras das técnicas de RA, desde que os participantes estejam de inteiro acordo e devidamente esclarecidos, conforme legislação vigente.

2. É permitido o uso das técnicas de RA para heterossexuais, homoafetivos e transgêneros. (Redação modificada pelo Resolução CFM nº 2283/2020)

3. É permitida a gestação compartilhada em união homoafetiva feminina em que não exista infertilidade. Considera-se gestação compartilhada a situação em que o embrião obtido a partir da fecundação do(s) oócito(s) de uma mulher é transferido para o útero de sua parceira.

Essa resolução difere de outras anteriores, que tratavam os casais heterossexuais como exclusivos para a prática da reprodução assistida. Obviamente, a configuração de família modificou-se, e a valorização do direito humano e da dignidade geriu essa transformação. Contudo, faz-se necessário investimento na educação para modificar a percepção cultural, conforme podemos constatar no trecho "objeção de consciência por parte do médico" (CFM, 2017b), que sugere menção aos problemas que não são de ordem laica, mas, sim, oriundos de questões subjetivas provenientes de fatores religiosos, sociais e culturais.

Outro problema ético que emerge da reprodução assistida refere-se aos embriões excedentários. Leite e Henriques (2014) afirmam que, se o casal decidiu que a família está completa, os embriões preparados com material advindo de ambos podem ter quatro destinos: "As opções incluem mantê-los criopreservados indefinidamente, doar para pesquisa, doar para outro casal tentar uma gravidez ou descartar o embrião" (Leite; Henriques, 2014, p. 33). Com esses questionamentos, o que se discute é o próprio estatuto dos embriões, se são indivíduos ou não, muito semelhante ao debate acerca do aborto. A Resolução n. 2.168/2017 também traz a solução, permitindo a doação e, sobre o excedente, a criopreservação:

> V – CRIOPRESERVAÇÃO DE GAMETAS OU EMBRIÕES
>
> 1. As clínicas, centros ou serviços podem criopreservar espermatozoides, oócitos, embriões e tecidos gonádicos.
>
> 2. O número total de embriões gerados em laboratório será comunicado aos pacientes para que decidam quantos embriões serão transferidos *a fresco*, conforme determina esta Resolução. Os excedentes, viáveis, devem ser criopreservados.
>
> 3. No momento da criopreservação, os pacientes devem manifestar sua vontade, por escrito, quanto ao destino a ser dado aos embriões criopreservados em caso de divórcio ou dissolução de união estável, doenças graves ou falecimento de um deles ou de ambos, e quando desejam doá-los.
>
> 4. Os embriões criopreservados com três anos ou mais poderão ser descartados se esta for a vontade expressa dos pacientes.
>
> 5. Os embriões criopreservados e abandonados por três anos ou mais poderão ser descartados.
>
> **Parágrafo único:** Embrião abandonado é aquele em que os responsáveis descumpriram o contrato preestabelecido e não foram localizados pela clínica. (CFM, 2017b, grifos do original)

Nota-se que o descarte, pela resolução, é permitido. Assim, há a prevalência da moral laica como orientadora da prática, embora as singularidades e as particularidades dos indivíduos responsáveis devam ser respeitadas.

3.5 Patentes de seres vivos

A ideologia dominante nas pesquisas científicas infelizmente acaba seguindo a lógica do capital, ou seja, muitas das pesquisas que têm sido realizadas atendem apenas à demanda do lucro. A conquista de nichos de mercado, a competitividade e a obtenção de patentes acabam funcionando com base nessa estrutura de pensamento. A biotecnologia trouxe inúmeros benefícios, mas não escapa da lógica do mercado, como observam Faria e Santos (2007, p. 4):

> A Biotecnologia já tem lançado vários produtos no mercado mundial. Em alguns casos, como os da insulina e do hormônio do crescimento, a inovação consiste em substituir os métodos de obtenção tradicionais. Em outros casos, como o dos anticorpos monoclonais, trata-se de produtos inteiramente novos.
>
> Apesar de seus inúmeros benefícios, a biotecnologia tem provocado inúmeros debates e controvérsias, (biodiversidade, patentes, ética). Seu futuro depende dos fatores econômicos e sociais que condicionam o desenvolvimento industrial. Um dos grandes entraves percebidos na implementação do processo biotecnológico em nosso país diz respeito ao risco inerente a essa modalidade de pesquisa. Tal tema é tão abrangente que nos remete pesquisadores ou não, a várias questões de aspectos jurídicos, econômicos, políticos e principalmente do cunho ético.

O problema surge da engenharia genética e da possibilidade de interferir na genética dos seres vivos, bem como da propriedade intelectual das descobertas relacionadas aos seres vivos. Ao analisar essa questão, Alcoforado (2007) comenta que muitos avanços surgiram na engenharia genética, o que trouxe a preocupação com a proteção da propriedade intelectual, bem como "os questionamentos éticos sobre a possibilidade de se patentear o patrimônio genético de plantas, animais e até mesmo de seres humanos. A vida pode ser patenteada?" (Alcoforado, 2007, p. 259).

Para discutir essa temática, devemos trazer para a conversa a noção de propriedade e os desdobramentos éticos da ideia de deter a patente de um ser vivo. As novas pesquisas e descobertas nessa área têm implicações interessantes:

> As biotecnologias nasceram a partir de estudos e pesquisas nas áreas de Biologia Molecular, Genética e Química, realizadas em instituições públicas, mas atualmente grandes empresas privadas e transnacionais conduzem a pesquisa e a técnica para produção de produtos. Também são elas que impulsionam a obtenção de patentes, para lhes assegurar a proteção sobre a propriedade dos produtos que desenvolvem, especialmente com a finalidade de controle de mercado. As patentes têm implicações diretas sobre a agricultura e pecuária, pois os produtores são obrigados a pagar pela geração de vegetais e animais que comprem ou reproduzam com fins lucrativos, e isto passa a ter consequências imediatas no setor econômico. (Farias, 2008, p. 65)

A questão econômica, como já mencionado anteriormente, acaba sendo a razão maior das decisões e das conduções da pesquisa. O processo tecnológico que permite utilização de material biológico, como plantas e animais, para fins industriais é o que se denomina *biotecnologia*. Surgiram tecnologias que possibilitam utilizar e alterar organismos vivos e células, e essas transformações envolvem "várias áreas do conhecimento como biologia molecular, genética, fisiologia, farmacologia, veterinária, reprodução, microbiologia, química, engenharia de alimentos, nanotecnologia, entre outras" (Faria; Santos, 2007, p. 4).

O ser humano age no mundo e, com isso, modifica o ambiente a sua volta, bem como muda a si mesmo. Em outras palavras, transforma a natureza conscientemente, com intencionalidade e objetivo. Objetos e forças da natureza são transformados em meios, em objetos de trabalho, em matérias-primas etc., a fim de atender a suas próprias necessidades postas – e é nesse sentido que se dá a intervenção humana em outros seres vivos, colocando-os a seu serviço. Isso traz responsabilidades, pois "o ser humano codifica leis e normatiza seus comportamentos, visando adequá-los ao respectivo momento histórico vivido e aos anseios da sociedade" (Faria; Santos, 2007, p. 5).

A influência e a modificação que o ser humano concretiza no mundo dos seres vivos acaba por esbarrar no direito de propriedade. A capacidade criadora e criativa do ser humano é que torna necessária a proteção da criação individual:

> A capacidade criadora do homem faz parte de sua própria existência. Assim, a propriedade intelectual compreende: a propriedade industrial e a artística ou literária. A primeira, cuja criação está no mundo da indústria, objetiva produzir efeitos no mundo material, visando a obtenção de um resultado utilitário, que o torne mais rápido, mais forte e mais perfeito, enquanto que a segunda visa a objetivo semelhante, mas no mundo interior do homem, no mundo da percepção. A invenção industrial atua no mundo físico, enquanto que a obra artística no mundo da comunicação ou da expressão. Em ambos os casos não é a ideia que é protegida, mas sim, a sua realização numa forma definida. (Alcoforado, 2007, p. 260)

O garantidor do exercício da propriedade, bem como o seu limitador, é o Estado. Na Constituição da República Federativa do Brasil consta:

> Art. 5º Todos são iguais perante a lei, sem distinção de qualquer natureza, garantindo-se aos brasileiros e aos estrangeiros residentes no País a inviolabilidade do direito à vida, à liberdade, à igualdade, à segurança e à propriedade, nos termos seguintes:
>
> [...]
>
> XXII – é garantido o direito de propriedade;
>
> XXIII – a propriedade atenderá a sua função social;
>
> [...]
>
> XXIX – a lei assegurará aos autores de inventos industriais privilégio temporário para sua utilização, bem como proteção às criações industriais, à propriedade das marcas, aos nomes de empresas e a outros signos distintivos, tendo em vista o interesse social e o desenvolvimento tecnológico e econômico do País; [...] (Brasil, 1988)

O que se percebe na Carta Magna brasileira é a garantia do direito à propriedade e o destaque para a função social. Contudo, ao se tratar da biotecnologia, o questionamento da patente de seres vivos desponta como peculiar e de difícil análise. Há uma história dessa demarcação, a qual se iniciou em 1971, quando surgiu a solicitação de patente de um microrganismo construído. Nos anos 1980, a Suprema Corte dos Estados Unidos considerou o pedido relevante. A partir de então, surgiram patentes de seres vivos e materiais genéticos, o que se tornou uma grande fonte de enriquecimento. "Empresas multinacionais e governos exploram continentes em busca do chamado 'ouro verde', ou seja, à procura de plantas, animais, micróbios e mesmo seres humanos com traços genéticos desejados... criando bibliotecas gênicas" (Alcoforado, 2007, p. 262).

No Brasil, a legislação que regulamenta a propriedade industrial é a Lei n. 9.279, de 14 de maio de 1996 (Brasil, 1996). Quanto à concessão de patentes de seres vivos:

> Art. 10. Não se considera invenção nem modelo de utilidade:
>
> [...]
>
> IX – o todo ou parte de seres vivos naturais e materiais biológicos encontrados na natureza, ou ainda que dela isolados, inclusive o genoma ou germoplasma de qualquer ser vivo natural e os processos biológicos naturais.
>
> [...]
>
> Art. 18. Não são patenteáveis:
>
> [...]
>
> III – o todo ou parte dos seres vivos, exceto os microrganismos transgênicos que atendam aos três requisitos de patenteabilidade – novidade, atividade inventiva e aplicação industrial – previstos no art. 8º e que não sejam mera descoberta.
>
> Parágrafo único. Para os fins desta Lei, microrganismos transgênicos são organismos, exceto o todo ou parte de plantas ou de animais, que expressem, mediante intervenção humana direta em sua composição genética, uma característica normalmente não alcançável pela espécie em condições naturais. (Brasil, 1996)

Portanto, na construção jurídica brasileira, só são possíveis de serem patenteados os microrganismos construídos pelo ser humano; é vedada a patente de organismos vivos, o que geraria uma espécie de controle sobre a própria vida. A engenharia genética, "ao permitir a interferência nos processos biológicos e a alteração da composição genética dos seres vivos, não converte o geneticista em inventor, mas num simples descobridor e manipulador da natureza". Patentear a genética é inaceitável. "O gene é um instrumento para a obtenção de medicamento e não um fim comercial em si mesmo. O incentivo à invenção biotecnológica reclama um categórico 'não' às patentes sobre matéria viva" (Diniz, citada por Alcoforado, 2007, p. 262).

É fato que as construções da biotecnologia trazem debates desafiadores ao ambiente jurídico. Esse embate constrói uma outra disciplina no ambiente jurídico, que desponta com a finalidade de debater tais temas: o biodireito. Conforme Faria e Santos (2007, p. 6-7):

> Desponta dentro da seara jurídica um novíssimo microssistema consagrado como biodireito, que se fundamente em cercear os avanços da biotecnologia, considerando a gama de valores a merecer a tutela jurídica capaz de equilibrar de um lado as portentosas "descobertas científicas, e de outro o emprego de tais descobertas pelas biomedicinas, sem violar direitos".
>
> O enfrentamento de tais questões leva em conta que o biodireito está a tutelar tanto interesses de ordem pública, como também de ordem particular, quando alcança o ser humano, em sua individualidade enquanto sujeito de direito.
>
> Concebe-se, desta feita, que o biodireito é o conjunto de normas esparsas que têm por objeto regular as atividades e relações desenvolvidas pelas biociências e biotecnologias, com o fim de manter a integridade e a dignidade humana frente ao progresso, benefício ou não, das conquistas científicas em favor da vida.

Logo, podemos concluir que a ética assume um lugar de destaque no debate jurídico, e os princípios escolhidos para nortear o biodireito devem priorizar a proteção e o cumprimento dos direitos humanos.

Síntese

Vimos, neste terceiro capítulo, que os limites da manipulação da vida começam pela discussão da clonagem, termo inserido no vocabulário científico em 1903, procedimento que teve um desenvolvimento histórico acentuado na segunda metade do século XX. Em 2003, começou-se a falar em bebês clonados.

A terminologia clonagem começou a ser utilizada para se referir à clonagem reprodutiva e terapêutica. A primeira pretende criar a duplicata genética e gera discussões jurídicas e éticas; sua prática é proibida em muitos países. A segunda incita um debate que compreende aspectos culturais, sociais e religiosos.

Na sequência, abordamos a doação de órgãos. Tratamos do procedimento normativo dos transplantes, da questão da dignidade humana e da importância do consentimento. Nesse contexto, trabalhamos toda a dimensão do significado da morte, os critérios de morte e os conceitos a ela relacionados, como de *alma* e de *imortalidade*.

Em seguida, fizemos uma exposição sobre aborto. Vimos o aspecto da consideração ou não do feto como ser humano, bem como a relação do embrião com o conceito de ser humano.

Os defensores do aborto alegam que os fetos ainda não são pessoas em um sentido completo, por isso não têm direito substancial à vida. O direito de abortar seria, portanto, um direito moral da mulher, e esse direito estaria em confronto com o direito à vida do feto, que seria o direito de alteridade do embrião. Esse debate não é de fácil solução.

A seguir, abordamos a reprodução assistida, ou seja, a noção de intervenção humana no processo de geração da vida. O direito de procriar é facultado a todos os seres humanos como possibilidade alienável, e não há nenhum tipo de coerção contrária à autonomia humana com vistas à procriação.

Por último, tratamos das patentes de seres vivos. A biotecnologia tem seguido a lógica do mercado, assim como outras áreas. A engenharia genética e a possibilidade de interferir na genética dos seres vivos, bem como da propriedade intelectual das descobertas relacionadas aos seres humanos, são questões que precisam ser discutidas.

As novas pesquisas e descobertas sobre a manipulação da vida precisam ter suas patentes definidas. A influência e a modificação que o ser humano concretiza no mundo dos seres vivos acabam por esbarrar no direito de propriedade. A capacidade criadora e criativa do ser humano torna necessária a proteção da criação individual.

O Estado brasileiro tem a função de limitador e garantidor do exercício de propriedade. Assim, podemos afirmar que a bioética assume um lugar de destaque no debate jurídico, e os princípios escolhidos para nortear o biodireito devem priorizar a proteção e o cumprimento dos direitos humanos.

Indicação cultural

INSTANTE BIOTEC. **Devemos modificar o genoma de embriões?** #InstanteBiotec 28. 18 out. 2016. Disponível em: <https://www.youtube.com/watch?v=W8OFiGiKeZw>. Acesso em: 27 jan. 2021.

Esse vídeo apresenta o debate sobre o avanço das pesquisas sobre edição de genes e levanta questões éticas acerca da possibilidade da modificação do genoma humano.

Atividades de autoavaliação

1. A palavra *clone* tem sua raiz etimológica na palavra grega *klon*, que significa "broto", "ramo" de um vegetal. Quais as duas possibilidades de clonagem existentes?

A] Clonagem reprodutiva e clonagem terapêutica.
B] Clonagem reprodutiva e clonagem incipiente.
C] Clonagem produtiva e clonagem improdutiva.
D] Todas as alternativas estão corretas.
E] Nenhuma das alternativas está correta.

2. A clonagem reprodutiva pretende criar a duplicata genética de um outro ser humano existente; "pode acontecer por partição embrionária (imita o processo de geração de gêmeos), ou por transferência nuclear (clonagem no sentido estrito)" (Neves, 2010, p. 35). Assinale a alternativa que indica um dos problemas éticos da clonagem reprodutiva:
A] Incentivar a abiogênese.
B] Incentivar a biogênese.
C] Incentivar a eugenia.
D] Nenhuma das alternativas está correta.
E] Todas as alternativas estão corretas.

3. A ideia solidária por trás da doação de órgãos é louvável, no entanto o ato doador é repleto de mitos e tabus. Assinale a alternativa a seguir que não representa um desses tabus:
A] Crenças religiosas.
B] Não compreensão dos critérios da morte.
C] Medo da reação familiar.
D] Compreensão dos critérios de morte.
E] Nenhuma das alternativas está correta.

4. A discussão acerca do aborto pode ser estabelecida com base em algumas perguntas:
- As mulheres têm o direito de interromper a gravidez indesejada?
- O Estado tem o direito de proibir o aborto intencional?
- Alguns abortos devem ser permitidos e outros não?

- O *status* legal correto do aborto é o resultado direto do *status* moral?
- Deveria ser legal abortar mesmo que isso seja moralmente errado?

Assinale a alternativa que apresenta os principais argumentos das pessoas favoráveis ao aborto:

A] Matar um ser humano inocente é errado. Um feto humano é um ser humano inocente. Logo, é errado matar um feto humano.

B] O aborto deve ser permitido, pois a sua proibição leva a consequências altamente indesejáveis. As mulheres têm o direito moral de escolher o aborto. Os fetos ainda não são pessoas e, como tal, ainda não têm um direito substancial à vida.

C] Matar um ser humano inocente é errado. Um feto humano não é um ser humano inocente. Logo, não é errado matar um feto humano

D] Nenhuma das alternativas está correta.

E] Todas as alternativas estão corretas.

5. A bioética surge como instrumento de aplicação da ética às problemáticas que surgem por causa das novas descobertas científicas e das novas tecnologias. No que tange à reprodução assistida, a discussão baseada nos princípios bioéticos contribui significativamente. Sobre a reprodução assistida e a contribuição da bioética, assinale V para as afirmativas verdadeiras e F para as falsas:

[ ] Um dos problemas da reprodução assistida é o direito de a mulher procriar.

[ ] Um problema da reprodução assistida é o que fazer com os embriões excedentários.

[ ] O problema da liberdade de procriar e do direito à procriação não é abordado na questão bioética.
[ ] A bioética não lida com a reprodução assistida.

Agora, assinale a alternativa que apresenta a sequência correta.

A] V, F, F, V.
B] F, V, V, F.
C] F, F, V, V.
D] V, V, F, F.
E] F, V, F, V.

Atividades de aprendizagem

Questões para reflexão

1. O direito de procriar deve ser facultado a todos indivíduos independentemente de suas condições de paternidade? Justifique.
2. Quem define se os indivíduos têm condições de paternidade? Justifique.
3. O Estado pode interferir na geração de filhos? Justifique.

Atividade aplicada: prática

1. O ser humano age no mundo e modifica o ambiente a sua volta e a si mesmo. Transforma conscientemente com a natureza e torna objetos e forças naturais em meios, em objetos de trabalho, em matérias-primas etc., a fim de atender a suas próprias necessidades postas. Faça uma pesquisa sobre os atuais avanços científicos e responda às seguintes questões:

   A] É eticamente correto o ser humano criar novas espécies em benefício próprio? Justifique.
   B] As empresas financiadoras são, de fato, proprietárias do saber científico por elas produzido? Justifique.
   C] As pesquisas científicas devem ser norteadas pelo lucro ou pelo benefício para a sociedade? Justifique.

4
BIOÉTICA E SAÚDE PÚBLICA

A saúde pública trabalha com a prevenção da doença, a incapacidade de prolongamento da vida e a promoção da saúde de forma organizada. Disso faz parte a alocação de recursos e o estabelecimento de critérios para a distribuição destes quando não são suficientes para atender a todas as necessidades no campo da saúde. Naturalmente, isso pode gerar conflitos entre interesses individuais e coletivos (Junqueira; Junqueira, 2009, p. 97-98).

A relação entre bioética e saúde pública tem acompanhado os debates jurídicos brasileiros neste século, em especial desde o estabelecimento da Lei de Biossegurança, n. 11.105, de 24 de março de 2005. Todo o posterior debate sobre a utilização de células-tronco de embriões em pesquisas científicas e em terapias médicas gerou um sem-número de posicionamentos nos debates promovidos pelo Supremo Tribunal Federal (STF) brasileiro.

A isso, conecta-se a ideia de que a ciência seria "capaz de determinar o fato 'científico' de quando a vida humana se inicia" (Sales, 2015, p. 81). Nesse debate sobre o início da vida, sempre se manifesta uma série de influências de origem acadêmica, científica e religiosa, o que indica que a biomedicina aglutina uma vasta gama de posicionamentos. Tem de ser reconhecida a inexistência de consenso entre os especialistas sobre o início da vida humana (Sales, 2015, p. 83).

A bioética se desenvolveu na confluência da revolução biomédica com a crise da ética universal. O surgimento de procriações artificiais, do diagnóstico genético e da terapia gênica deram nova significação às noções de indivíduo. Com isso, surgiu o debate sobre a possibilidade de produção de algum ser "híbrido" (Byk, 2015, p. 19-21). Foram os debates sobre a inseminação artificial que deram origem à primeira lei de bioética, em 1994, na França. A regulamentação das ciências se tornou altamente necessária, bem como o controle das experiências sobre o ser humano (Byk, 2015, p. 28-30).

Para o desenvolvimento de uma boa saúde pública, faz-se necessária uma melhor escolarização, pois os segmentos sociais com menor formação também estão mais expostos aos problemas de saúde e sofrem com a falta de acesso ao saneamento adequado. Em suma, as desigualdades sociais têm efeitos sobre a saúde. A garantia da qualidade de vida é, portanto, essencial (Junqueira; Junqueira, 2009, p. 98-101).

No Brasil, a saúde pública é regida pelo Sistema Único de Saúde (SUS), que deve seguir os seguintes princípios:

> Art. 7º As ações e serviços públicos de saúde e os serviços privados contratados ou conveniados que integram o Sistema Único de Saúde (SUS), são desenvolvidos de acordo com as diretrizes previstas no art. 198 da Constituição Federal, obedecendo ainda aos seguintes princípios:
>
> I – universalidade de acesso aos serviços de saúde em todos os níveis de assistência;
>
> II – integralidade de assistência, entendida como conjunto articulado e contínuo das ações e serviços preventivos e curativos, individuais e coletivos, exigidos para cada caso em todos os níveis de complexidade do sistema;

III – preservação da autonomia das pessoas na defesa de sua integridade física e moral;

IV – igualdade da assistência à saúde, sem preconceitos ou privilégios de qualquer espécie;

V – direito à informação, às pessoas assistidas, sobre sua saúde;

VI – divulgação de informações quanto ao potencial dos serviços de saúde e a sua utilização pelo usuário;

VII – utilização da epidemiologia para o estabelecimento de prioridades, a alocação de recursos e a orientação programática;

VIII – participação da comunidade;

IX – descentralização político-administrativa, com direção única em cada esfera de governo:

a) ênfase na descentralização dos serviços para os municípios;

b) regionalização e hierarquização da rede de serviços de saúde;

X – integração em nível executivo das ações de saúde, meio ambiente e saneamento básico;

XI – conjugação dos recursos financeiros, tecnológicos, materiais e humanos da União, dos Estados, do Distrito Federal e dos Municípios na prestação de serviços de assistência à saúde da população;

XII – capacidade de resolução dos serviços em todos os níveis de assistência; e

XIII – organização dos serviços públicos de modo a evitar duplicidade de meios para fins idênticos.

XIV – organização de atendimento público específico e especializado para mulheres e vítimas de violência doméstica em geral, que garanta, entre outros, atendimento, acompanhamento psicológico e cirurgias plásticas reparadoras, em conformidade com a Lei nº 12.845, de 1º de agosto de 2013. (Redação dada pela Lei nº 13.427, de 2017). (Brasil, 1990)

De 1990 para os dias atuais, houve um crescimento da prática de uma saúde mercantilizada em oposição aos princípios do SUS. A meta principal do sistema público deveria ser o acesso à saúde a todas as pessoas (Junqueira; Junqueira, 2009, p. 102-103).

Quanto à relação entre bioética e saúde pública, abordaremos o tema com base em seis enfoques, expostos nos tópicos a seguir. Vamos lá?

4.1 Autonomia e não dependência

Muito mais do que debater sobre a origem da vida, a biomedicina se interessa em ver aquilo que tem potencialidade para a manutenção da vida, como os resultados clínicos da utilização de células-tronco no tratamento humano. O foco está na "concepção de valorização da vida de pessoas que estão em situação de sofrimento e que poderão ser beneficiadas" (Sales, 2015, p. 88).

Há, portanto, uma clara mudança de enfoque: o debate sobre o início da vida foi deslocado para os benefícios decorrentes das pesquisas feitas com as células embrionárias na luta contra o sofrimento e a falta de autonomia anterior ao tratamento, o que aponta para a retomada da qualidade de vida em virtude do tratamento (Sales, 2015, p. 89-90).

O princípio da autonomia do paciente e o consequente direito de autodeterminação e não interferência nos assuntos de sua vida têm sido reconhecidos, mas é acentuado que tudo isso deve ser feito para o bem do paciente, ou seja, para melhorar a sua qualidade de vida. O bem fundamental deve respeitar as opções do paciente e as decisões do médico (Fasanella; Silvestri; Sgreccia, 2001a, p. 4).

A autonomia e a felicidade são vinculadas à produção de sentido que se deve à satisfação dos pacientes tratados com a tecnologia moderna, "em oposição aos horrores de dor e sofrimento enfatizados nas imagens da evolução de suas doenças" (Sales, 2015, p. 91).

O controle sobre as experiências com o ser humano defende que nenhuma investigação deve ser feita sem o consentimento da pessoa, o que se baseia no princípio da autonomia. A esse princípio se vincula a regra da confidencialidade, para respeitar a vida privada das pessoas (Byk, 2015, p. 30).

Os cientistas defensores das pesquisas com o embrião questionam a sua existência autônoma e defendem que ele "seria totalmente dependente do útero e do corpo da mulher", sem o que não há desenvolvimento da vida humana (Sales, 2015, p. 93).

A teologia e a filosofia moral foram decisivas para o nascimento da bioética, mas os juristas se tornaram, em grande parte, responsáveis pelo desenvolvimento desta. A passagem da ética para o direito visou ao maior reconhecimento da autonomia individual (Byk, 2015, p. 32-33).

Ao se avaliar os vários posicionamentos em oposição, tem-se:

> Os valores expressos nessa controvérsia vêm de diversas gramáticas: dos direitos humanos (dignidade da pessoa humana), das ciências (justificativas construídas com base em pareceres de cientistas), de uma moralidade de fundo cristão. Os discursos dos agentes, religiosos ou não, se apropriam da gramática e da ciência, bem como das gramáticas governamental e jurídica. (Sales, 2015, p. 94)

O valor e a autonomia da pessoa humana são elementos essenciais para a bioética. A pessoa é definida como um ser "com humanidade", um ser ontológico. O outro é o dado que "determina e modifica o significado do eu pessoal, e orienta o seu exercício da liberdade". O eu precisa "acolher a originalidade, a liberdade e a personalidade do tu" (Frattalone, 2001, p. 840).

A teologia realça a centralidade da relação interpessoal, "pondo em evidência as suas perspectivas da relação ontológico-existencial" (Frattalone, 2001, p. 841). Há dignidade e sacralidade na vida humana. É por esse reconhecimento que se construiu a Declaração dos Direitos Humanos. Cada ser humano é distinto e diferente. O ser humano é para ser respeitado e protegido na sua concepção e no seu término (Frattalone, 2001, p. 843).

> O princípio absoluto, mais ou menos claramente explicitado, é que **cada deficiente deve ser considerado pessoa**. Este princípio é violado quando, por motivos eugênicos, se justifica uma intervenção abortiva, quando se chega a propor uma forma de eutanásia ativa e até quando se tomam atitudes ou montam estruturas que marginalizam as pessoas atingidas por graves deficiências físicas ou psíquicas. (Frattalone, 2001, p. 844, grifo do original)

O princípio da autonomia é definido como aquele "que regula as instâncias éticas expressas pelo paciente, que, em virtude da sua dignidade de sujeito, tem o direito de decidir autonomamente se deve aceitar ou recusar o que se pretende fazer nele, tanto de um ponto de vista diagnóstico como terapêutico" (Viafora, 2001, p. 875).

A autonomia da pessoa humana exige que se vença o paternalismo. A autonomia não significa, no entanto, que o médico possa delegar sua responsabilidade ao paciente. O interesse do paciente precisa estar em primeiro lugar, antes do dos médicos, da família, da própria ciência ou da instituição de saúde. O princípio da beneficência deve regular as dimensões éticas no campo da saúde. O bem do paciente é o elemento determinante. A própria escolha da profissão na área médica está vinculada à promessa de "agir para o bem do paciente" (Viafora, 2001, p. 876-877).

Antes se atribuía ao médico a tarefa de definir o que é o bem do doente. Na atualidade, produziu-se

> um acentuado afastamento entre **bem médico e bem humano**, de tal maneira que, em muitos casos, há motivos válidos para duvidar de que a máxima intervenção médica também represente o melhor bem para o paciente. Nestas situações, a possibilidade de dar força e credibilidade ao princípio de beneficência parece estar ligada a uma **distinção** cada vez mais consciente dos significados do bem do paciente. Esta solução parece mais justa para evitar os extremos do paternalismo, por um lado, e do autonomismo, por outro. Aliás, é esta a solução proposta por quem defende uma concepção de beneficidade, mas não como alternativa à autonomia. (Viafora, 2001, p. 877, grifo do original)

O bem do paciente precisa estar em consonância com a dimensão social. O direito à vida e à saúde precisa adquirir a dimensão da distribuição equitativa. Os seres humanos merecem consideração e respeito iguais.

A bioética aponta a fragilidade de situações limite da vida do ser humano, quando sua autonomia também corre riscos: ou porque há muito mais fragilidade (como nos estágios precoces da vida do embrião), ou porque se vive em situação limite (como na vida vegetativa). Assim, "a vida 'biológica' que as intervenções médicas podem garantir não contém nenhuma promessa de se tornar suporte de uma vida 'pessoal'" (Viafora, 2001, p. 878).

A bioética coloca na agenda da pessoa humana a necessidade de uma distribuição equitativa dos recursos sanitários e de uma justa distribuição dos recursos da saúde. Os esforços bioéticos precisam estimular o impulso de libertar a população mundial das doenças endêmicas.

O respeito pela liberdade e pela autodeterminação de cada um tem prioridade sobre qualquer vantagem coletiva. "A condição da possibilidade da ação moral é a autonomia da vontade humana" (Reuter, 2015, p. 29, tradução nossa). O que se opõe a esta é denominada *heteronomia*, "a determinação externa da vontade, nas razões materiais de determinação, [...] que resultam do desejo de cobiçar (ou evitar o desprazer)" (Reuter, 2015, p. 30, tradução nossa). "O fato de haver autonomia e moralidade corresponde, como era originalmente, ao fato de os indivíduos existirem como fins em si mesmos, como sujeitos da capacidade de agir, e portanto sempre distinguimos uma pessoa de uma coisa que pode ser usada e utilizada como mero meio" (Reuter, 2015, p. 73, tradução nossa).

Em uma perspectiva teológico-religiosa o mandamento do amor significa aprofundamento da autonomia. Quando o *ethos* do amor não contradiz a autonomia moral, então se coloca a pergunta pela exata relação entre ambas (Reuter, 2015, p. 86-87).

A grande transformação que tem ocorrido no decorrer da história está nos fundamentos da ética. Se antes a dimensão religiosa desempenhava um papel central, a partir do século XVIII o Estado passou a exercer a função de fonte da lei e da ética. Isso coincidiu com o desenvolvimento do Iluminismo e do positivismo (Huber, 2015, p. 136). Com a concretização do direito fundamentado no Estado, a jurisprudência não somente se dissociou da teologia, mas também das ciências morais. Desenvolve-se a secularização do direito e do Estado (Huber, 2015, p. 150).

O postulado da tolerância e da autonomia precisa ser levado a sério. Na compreensão cristã da bioética, a ênfase na liberdade cristã do ser humano sempre presta atenção na liberdade e, logo, na pessoa do outro (Surall, 2015, p. 477).

Os debates no campo da bioética tem um espectro abrangente de funções de compensação, de símbolo e de teste, o que não é surpreendente. São tematizadas perguntas fundamentais da vida, como

> Início e fim da vida, "entrar" na vida (o conceito de *nascimento* como marco inicial à luz das possibilidades da biotécnica) e morte. Ideal e realidade da maneira de conduzir a vida serão colocadas em dúvida por meio de doença, deficiência e incapacidade, finalmente questionadas por visões de cura e perfeição em larga escala. Critérios morais como *dignidade, autonomia, proteção da vida e justiça,* mas também forças de coesão inter-humana e social, como cuidado e solidariedade, tendo em vista a possibilidade de bioengenharia do corpo humano e, portanto, a vida interpessoal em conjunto. (Dabrock, 2015, p. 521, tradução nossa)

A autonomia é relacionada com a responsabilidade, e "a responsabilidade é, ao mesmo tempo, para a realidade, como passado à luz do futuro. Sem a estrutura temporal do homem, não haveria responsabilidade nem liberdade para ele". O aspecto temporal é que dá clareza à dimensão moral, sem a perda da liberdade. A autonomia é requerida de forma radical (Gräb-Schmidt, 2015, p. 676, tradução nossa).

Ao se abordar a questão da autonomia, não se deve objetivar a busca de vantagens próprias, do consumo irrefreável e da individualidade centrada em si mesma. A autonomia precisa ser pensada como relação. "Somente a postura ética vai revelar a verdadeira face do outro como um outro eu, que interpela ao reconhecimento da igual dignidade". Essa experiência mostra que **"o eu só é autônomo na comunhão** com outros eus, de tal modo que a comunhão é condição de possibilidade da autonomia" (Oliveira, 2010, p. 323-324, grifo do original). A autonomia passa, portanto, pelo reconhecimento do outro.

Percebe-se, assim, a busca por uma autonomia solidária, vinculada à "consciência de nossa interconexão ontológica com todos os seres", que nos faça "conquistar a autonomia através de um relacionamento solidário e fraterno com todos", almejando a "humanização do humano". Desse modo, descobre-se a "solidariedade com os outros como a estrutura ontológica básica de seu ser e como a exigência ética fundamental de sua vida" (Oliveira, 2010, p. 332).

Isso tudo se vincula a uma revolução nos fundamentos antropológicos, gerando "uma sensibilidade social necessária para a reconfiguração da estruturação da vida individual e coletiva", conduzindo a um mundo mais solidário (Oliveira, 2010, p. 333).

O princípio da autonomia, na bioética, tem sido posto em questão pelas análises do genoma humano. A quem os testes genéticos devem ter seus resultados informados? Os médicos têm o direito de alterar o genoma de um paciente sem seu consentimento? Certamente, nesse caso, reside uma violação da autonomia da pessoa humana (paciente), visto que a autonomia passa, necessariamente, pela opção racional por qualquer elemento determinante. Pode o programa genético predeterminar a vontade humana? A terapia genética pode ser realizada em crianças unicamente pela decisão dos pais? Podem os pais selecionar, por exemplo, as caraterísticas genéticas dos filhos com base em seus caprichos pessoais? Temos direito de instrumentalizar outros nessa área? (Barbas, 2007, p. 279-281).

A questão que se levanta é: o genoma se trataria de uma nova versão da alma humana? Isso significaria que

> O genoma, enquanto **carga** hereditária do futuro indivíduo, contendo a marca do novo ser, seria a forma que moldaria o organismo vivo reconhecível como tal. Deste modo, o entendimento ou, se preferível, a percepção do genoma humano como fator precípuo

na estruturação da pessoa assemelha-se à alma, agora numa perspectiva laica, estruturalista e determinista da própria essência humana. (Barbas, 2007, p. 283, grifo do original)

O genoma torna-se então o marco característico do ser humano. Assim, estabelece-se que tudo já se encontra definido e imutável no genoma desde a concepção humana. Portanto, é "encarado o sequenciamento do gene e sustentada a ideia de aí estar a alma, cujo fatalismo, cujo destino está indelevelmente inscrito" (Barbas, 2007, p. 283).

Atribui-se ao ser humano o determinismo genômico e o determinismo ambiental, de tal maneira que se pergunta: onde fica a autonomia da pessoa humana? A filosofia grega, o profetismo hebreu, a mentalidade cristã e a civilização ocidental defendem que o ser humano é possuidor de uma consciência própria. Pode um programa biotecnológico ocupar o lugar dessa autonomia humana?

A questão é tão relevante que a autonomia privada é tida como primeiro princípio da bioética: "autonomia de todo e qualquer ser humano baseada na dignidade da pessoa e no direito que ela tem à sua autorrealização individual" (Barbas, 2007, p. 289).

A autonomia significa independência e "ausência de limitações e incapacidades pessoais que obstaculizam ou diminuem a liberdade de decisão" (Barbas, 2007, p. 290). Com isso, acentuam-se "a promoção e a tutela de comportamentos autônomos dos doentes, informando-os de forma adequada, garantindo a compreensão correta dessa informação e a livre decisão", pois a concessão de autonomia significa a promoção e o respeito ao ser humano (Barbas, 2007, p. 291).

A autonomia é fator relevante na própria identidade do homem:

> O homem é pessoa porque é o único ser em que a vida se torna capaz de reflexão sobre si, de autodeterminação. Só ele tem a faculdade de captar e de descobrir o sentido das coisas bem como de dar razão à sua linguagem e expressões.

A autonomia é, sem dúvida, um princípio fundamental do Direito. Contudo, assim como a lei que delimita a esfera de autonomia privada é pautada por ideais de justiça, a vontade do indivíduo, também, não pode alhear-se desses princípios. Não seria lógico que a lei permitisse a existência de um espaço autônomo privado onde a vontade da pessoa pudesse ser contrária a essas ideias de justiça. (Barbas, 2007, p. 293)

A vontade autônoma é pressuposto para a própria constituição do direito, pois ele não existe sem as vontades livres. O próprio Kant defende a concepção de direito como "globalidade (*Inbegriff*) das condições, sob as quais o livre-arbítrio (*Willkur*) de um pode ser unido ao livre-arbítrio do outro segundo uma lei universal da liberdade" (Barbas, 2007, p. 294).

Temos também que perceber que o uso da informação genômica se constitui em "cerne mais profundo da nossa intimidade biológica". A sujeição a exame nessa área pode "pôr em causa o direito à privacidade do testado" (Barbas, 2007, p. 299).

O respeito à autonomia certamente gera também o respeito ao princípio da não instrumentalização da pessoa com vistas à melhoria da constituição genética do ser humano (Barbas, 2007, p. 303). Tentar criar uma nova raça pela manipulação genética ofenderia esse princípio de dignidade e autonomia. Assim, pergunta-se se temos:

O direito de sermos nós próprios postos em causa pelo que os outros querem que sejamos, escolhendo, previamente, o nosso genoma? Não é de admirar que a vontade do novo ser humano seja, em grande parte, produto da vontade arbitrária de outro ser humano. Cada indivíduo tem semelhanças com os outros indivíduos, mas é unicamente idêntico a si mesmo. (Barbas, 2007, p. 304)

A terapia genética precisa, eticamente falando, ser precedida do consentimento do paciente. O objetivo principal é "proteger a autonomia do paciente" e defendê-lo de qualquer eventual marginalização por causa da enfermidade de que padece. Admite-se, portanto, que "o consentimento é, *de per si*, um dever moral" (Barbas, 2007, p. 328).

4.2 Tratamento de sintomas ou causas

Na terapia genética, os riscos e as presumíveis vantagens devem ser "claramente transmitidos aos doentes e o consentimento deve ser comprovadamente livre e prestado por escrito", fundamentado na "doutrina do respeito pela autonomia privada" (Barbas, 2007, p. 301).

É tarefa do médico defender a vida humana, bem como promover o alívio dos sofrimentos. No desempenho dessa tarefa, o médico não pode se submeter a nenhum interesse ou imposição. A saúde é direito fundamental do ser humano. Há ainda casos de cuidados de saúde obrigatórios, nos quais se incluem doenças mentais e infecciosas (Anzani, 2001, p. 1104-1105).

> Uma forma particular de tratamento é a **distanásia**, que se verifica quando se ativa uma terapia num paciente em estado gravíssimo, já próximo da morte, com o objetivo de atrasar o processo terminal. Este "tratamento" é necessariamente inútil, gravoso e excepcional.
>
> O dever do médico consiste em preparar-se para acalmar o sofrimento, em vez de prolongar o mais possível, com quaisquer meios e em quaisquer condições, uma vida que já não é plenamente humana e que caminha naturalmente para o seu fim.
>
> Quando o paciente está afetado por doenças evolutivas e irreversíveis, tem, então, cabimento o chamado **tratamento paliativo**, que consiste no controlo dos aspectos subjetivos do sofrimento e

numa nova forma de comunicação e de preparação para a morte, numa visão respeitadora da dignidade humana, envolvendo também os familiares do doente.

Os tratamentos paliativos constituem uma nova parte da medicina, na qual a consideração e o tratamento terapêutico da dor e de todos os outros sintomas de perturbação e de sofrimento têm o seu justo e devido lugar. (Anzani, 2001, p. 1105, grifo do original)

Procura-se fugir dos tratamentos paliativos – que exigem pessoal, tempo e preparo – em alguns países, pela legalização da eutanásia. Com isso, demonstra-se falta de reconhecimento de que "a vida do doente, na fase terminal, tem valor até ao último instante, se for humanamente apoiado e acompanhado até à morte" (Ventafridda, 2001, p. 1107).

Por outro lado, a palavra *eutanásia* é ambígua. No original grego, significa etimologicamente "boa morte"; posteriormente passou a significar uma ação para acelerar a morte de um doente terminal (Fernández, 2000, p. 84). O médico age, nos casos de eutanásia ativa, para aliviar as dores do doente terminal ou, nos casos de eutanásia passiva, para suspender um meio artificial de sobrevida (Fernández, 2000, p. 87).

O que se tem ciência é que ocorre na atualidade um "prolongamento irrazoável do processo de morte de um paciente". Isso desperta o interesse em humanizar o processo de morte, evitando um prolongamento excessivo da existência (Fernández, 2000, p. 91).

Os tratamentos paliativos promovem a visão de que a doença não é só um problema fisiológico, mas que também tem de ser vista sob a ótica do sofrimento da família, a qual deve participar ativamente do processo. O ambiente familiar é muito importante (Ventafridda, 2001, p. 1106). Tais tratamentos não pretendem apressar nem retardar a morte, mas, sim, aliviar a dor e outros sintomas, oferecendo um sistema de ajuda contínuo e um apoio à família (Ventafridda, 2001, p. 1106).

O que precisa ser levado em conta é que, com o progresso da medicina e o excesso terapêutico, a morte tem perdido "a naturalidade e a espontaneidade que ela tinha em um passado nem tão remoto", chegando a um estágio grave na terceira idade, quando a "morte física está sendo precedida por uma não menos grave morte social" (Fernández, 2000, p. 119).

> A ética baseia-se na importante noção de que não se deve fazer nada para prolongar a vida que seja agressivo e com um custo inaceitável para a pessoa, deixando morrer o doente pacificamente. Isto significa que se devem suspender as ajudas mecânicas, a quimioterapia, a cirurgia, a alimentação parentérica total, se o paciente, informado, não as deseja. A adesão dogmática ao princípio de que a vida é sagrada pode levar a não reconhecer os limites da medicina nem os limites dos recursos físicos e morais do doente. A medicina atinge o seu limite, quando tudo aquilo que oferece não passa de um prolongar de uma função que o doente entende ser mais um mero adiamento da morte do que um impulso para viver. Deste modo, é eticamente justificável que se suspenda todo o processo que prolonga a vida.

Os tratamentos paliativos estão em contradição clara com o ato deliberado de o médico pôr imediatamente fim a uma vida (Ventafridda, 2001, p. 1107).

Logo, os cuidados paliativos têm valor para "tornar mais suportável o sofrimento na fase final e assegurar o acompanhamento ao paciente" (Fernández, 2000, p. 99). Os doentes terminais têm o direito de morrer em paz, sem a utilização de terapias carentes de sentido, e a situação dos doentes próximos da morte precisa ser humanizada (Fernández, 2000, p. 104-105). No entanto, é evidente que "existe uma diferença eticamente relevante entre o 'deixar morrer' e o 'tirar a vida'" (Fernández, 2000, p. 113).

Durante sua vida, muitas pessoas desenvolveram uma postura de dependência psicológica dos médicos e dos medicamentos. Por esse motivo, surgiram medicamentos fingidos, que têm intenção terapêutica, mas não propriedades terapêuticas. É o chamado *efeito placebo*, que corresponde a um "efeito benéfico que, por vezes, pode ter, no organismo do paciente, a administração de uma qualquer 'substância'". Nesse caso, o médico, não querendo sobrecarregar o doente com medicamentos, receita um comprimido de farinha para tratar uma patologia fictícia (Leone, 2001c, p. 845).

Isso tudo nos mostra que o doente necessita "muito mais coisas que a aplicação de tratamentos médicos sofisticados". Por outro lado, o ser humano não sabe suportar o sofrimento e, por vezes, quer provocar a morte antes do tempo (Fernández, 2000, p. 97-98).

Para finalizar, podemos afirmar que o esforço deve se concentrar na redução do sofrimento do doente, de acordo com suas necessidades. O excesso terapêutico deve ser evitado, em especial nos instantes definitivos da vida, almejando-se sempre a humanização da medicina (Fernández, 2000, p. 115). Essa humanização deve ser fator cultural determinante do processo de morte dos pacientes terminais (Fernández, 2000, p. 124).

4.3 Tecnologia diagnóstica

A bioética tem se afirmado como epistemologia interdisciplinar, e a sociedade civil tem solicitado avaliações bioéticas abalizadas (D'Agostino, 2006, p. 183).

A dimensão ampla da questão diagnóstica foi descrita nos seguintes termos:

> O desejo do doente de reconquistar a saúde (ou, no caso de uma mulher estéril, de ter um filho) pode ser interpretado como análogo ao desejo de ter o restabelecimento da **plenitude** de sua natureza (que é aquela de ser plenamente fecunda). Por outro

lado, contudo, a luta do doente contra a doença que o aflige (ou da mulher contra a sua esterilidade) equivale, de alguma forma, a uma luta **contra a natureza**, segundo a qual a doença (a esterilidade) corresponde a códigos biológicos dotados de profunda e íntima coerência e, sob determinados aspectos, inclusive de vital relevância para a espécie e para o sistema geral dos seres vivos. Se na primeira perspectiva a fecundação artificial parece **ilícita** por ser orientada a alterar as dinâmicas estritamente naturais da procriação, na segunda perspectiva esta poderia parecer **lícita** justamente por representar o poder que a razão possui sobre a própria natureza como sua **ordenadora**. Como sair de similar antinomia? (D'Agostino, 2006, p. 184, grifo do original)

A tarefa da bioética é elaborar argumentos que possibilitem o uso adequado da tecnologia diagnóstica e assim beneficiar a saúde pública. A bioética reconhece que nem tudo que é factível pode ser lícito. Defende a dignidade do ser humano, mostrando o lugar em que se manifesta essa dignidade. Logo, a reflexão bioética é chamada "a **fundar** a dignidade da pessoa, antes mesmo que a defendê-la. É nisso que residem o caráter **filosófico** dessa disciplina e o seu específico desafio cultural" (D'Agostino, 2006, p. 186, grifo do original).

A regra fundamental da bioética é reconhecida no imperativo *defende a qualidade da vida*. Com isso, nega-se ao ser humano a possibilidade de dispor da vida a seu arbítrio, o que significa defender a vida como presente divino, já que "não é **produzida** pelo homem, nem pelo seu engenho, nem pela sua vontade; por conseguinte, nada nos autoriza a pressupor – sem as adequadas motivações – que seja eticamente lícito de nossa parte dispor dela" (D'Agostino, 2006, p. 187, grifo do original).

A vida reconhecida como dom rejeita a submissão do ser humano ao utilitarismo advindo de teorias que só pensam na qualidade da vida. Na verdade, somos colocados diante do problema da nossa identidade, que trata, em primeiro lugar, da individualidade biológica própria de cada sujeito. A norma fundamental é a defesa da identidade como defesa das expectativas do ser humano (D'Agostino, 2006, p. 190-191).

As reflexões da bioética abrangem a necessidade de cuidado com as manipulações, pois "o resultante da manipulação não poderia ser considerado um sujeito **condicionado** pela manipulação realizada". Esse ponto pode ser resumido pela afirmação que "a vida humana é **digna** porque o homem é o único sujeito natural que possui uma identidade, não redutível à sua constituição estritamente biológica; porque, **como sujeito natural**, é portador de um **excedente** em relação à sua natureza" (D'Agostino, 2006, p. 193, grifo do original).

Portanto, a defesa do princípio da identidade significa direito a um patrimônio genético não manipulado e a garantia de viver dentro do ecossistema (D'Agostino, 2006, p. 194).

A técnica foi se transformando em potencialidade absoluta, transformando-se de ação terapêutica em pura manipulação. Assim, perdeu seu sentido intrínseco. É necessária a reativação de uma ética da responsabilidade nos cientistas para que não sejamos dominados por uma tecnocracia cega. A bioética não deve assumir uma retórica da impotência diante da técnica, pedindo que não faça o que pode (D'Agostino, 2006, p. 318-319). Logo, precisa estabelecer uma constante procura da verdade, demonstrando que a verdade existe e que a sua busca nunca terá fim, pois ninguém pode alegar se ter apossado dela (o que seria um ontologismo dogmático) (D'Agostino, 2006, p. 320).

Os novos testes diagnósticos detectam genes em uma fase na qual ainda são "silenciosos"; tais testes mostram doenças que se manifestarão talvez daqui a 30 anos ou mais. São "predisposições para determinadas enfermidades cuja manifestação está dependente do ambiente, da alimentação etc." Essas doenças também podem ser transmitidas às gerações futuras (Barbas, 2007, p. 297).

A pergunta que se coloca, no entanto, é se há vantagem na previsão de doenças para as quais ainda não há tratamento e cura. O diagnóstico de uma doença incurável provocará que tipo de repercussão na vida do paciente e de suas famílias? A informação genética também influencia a vida das outras pessoas, já que filhos e irmãos dos doentes também são afetados pela genética do paciente (Barbas, 2007, p. 298).

Desse modo, a tecnologia diagnóstica pode também se tornar um meio de discriminação. Isso pode determinar o investimento em educação nos indivíduos? Deve ser utilizado na seleção dos trabalhadores? Pode se tornar um meio utilizado pelas companhias de seguros? Pode servir para agrupar as pessoas em classes biológicas?

> Passará a pessoa a ser avaliada mais pelos genes que tem do que propriamente por aquilo que é e que faz? Seres humanos **etiquetados** pelo genoma?
>
> Cada vez mais o ser humano é **catalogado**, **definido** pelo genótipo, que está inscrito no genoma, e não mais pelo fenótipo, pela sua atual condição e estado. (Barbas, 2007, p. 299, grifo do original)

O certo é que há pessoas que preferirão não saber qual é sua situação genética, pois não sabem viver sem ficar atemorizadas com aquilo que nem é certo, que haverá de acontecer com suas existências.

Com isso, iremos na direção de uma sociedade em que cada ser humano é um potencial doente. São situações em que "a profecia precede a cura; ou, por outras palavras, a medicina preditiva antecede a curativa" (Barbas, 2007, p. 300).

Por enquanto, não existe terapia genética para suprir as deficiências diagnosticadas, mas se espera que essas "peças danificadas" ou "com defeitos de fabricação" possam em breve ser substituídas pela "versão genômica do mito da eterna juventude", e assim "viveremos o sonho de se ter finalmente atingido a eterna juventude" (Barbas, 2007, p. 301).

Antes de escolher exames diagnósticos, é importante cuidar para não se tratar de uma doença que não se tenha. O paciente deve ter consciência da falibilidade dos meios técnicos. Também é urgente que seja libertado dos medos dos métodos desconhecidos de diagnóstico e terapia. A correta informação e a tranquilização do doente são essenciais (Leone, 2001b, p. 732).

É necessário o controle do progresso e do caminho da tecnologia nos seguintes campos:

> a) **Definir o âmbito do controle que se quer realizar** (a tecnologia na sua totalidade ou só em relação a um determinado setor); b) **avaliar o "estado do domínio relativo à tecnologia que se está a examinar** e, por isso, indagar atentamente as modalidades executivas, os benefícios, as consequências, as margens de erro, as perspectivas de a melhorar; d) **pesquisar o contexto social em que a tecnologia se situa**, isto é, em todas as suas implicações políticas, econômicas e sociais que, de algum modo, interagem com a própria tecnologia ou com os seus usos; e) **identificar as áreas de impacto**, isto é, que parte da sociedade está mais interessada numa dada tecnologia; f) **identificar a participação social possível**, isto é, avaliar todas as possibilidades que se oferecem para poder maximizar os efeitos positivos e minimizar os negativos da tecnologia em exame. (Jones, citado por Leone, 2001b, p. 733, grifo do original)

Juntamente com o avanço tecnológico está um ser humano que sofre. Portanto, a humanização deve estar presente em todos os momentos do processo.

A medicina substitutiva e reconstrutiva passou a ser aplicada por meio do transplante de órgãos advindos de outro organismo, e "enormes possibilidades técnicas ameaçam tornar-se critério, medida e conteúdo de cada opção, se não entrarem em diálogo com a ética" (Di Vincenzo, 2001b, p. 1100).

O uso da tecnologia deve ser efetivado para combater os males humanos. No entanto, deve "carregar o seu peso, sem se deixar esmagar por ele" (Di Vincenzo, 2001b, p. 1102).

4.4 Terapêutica agressiva

As pesquisas genômicas têm conduzido à introdução de terapêuticas agressivas. Depois da quimioterapia e da radioterapia, tem-se realizado o transplante de medula óssea através de infusão por via endovenosa. O doador deve ser compatível geneticamente. Esse transplante é uma terapêutica agressiva, pois,

> Para fazer um transplante de medula, em primeiro lugar, tem de se destruir, por radiação corporal e com elevadas doses de fármacos citostáticos, a medula óssea do paciente, para que as células transplantadas possam ter, por assim dizer, o "caminho livre" para se multiplicarem. Trata-se apenas da fase preparatória ou **fase de condicionamento** (necessária mesmo que a indicação para a transplantação seja uma aplasia, para eliminar as células estaminais alteradas). As novas células estaminais transplantadas precisam de 7 a 20 dias para proliferarem e se diferenciarem; no período da aplasia grave, são necessárias muitas **transfusões** de eritrócitos e de concentrados de plaquetas. (Fasanella; Silvestri; Sgreccia, 2001b, p. 1096, grifo do original)

Há o problema de rejeição, comum a todos os transplantes, e a possibilidade de recaída, peculiar ao transplante de medula, gerando a produção de anticorpos. Há casos muito graves, "em que é necessária uma intensa terapia imunodepressiva" (Fasanella; Silvestri; Sgreccia, 2001b, p. 1097). O transplante de medula ainda traz consigo uma mortalidade significativa. No caso das leucemias em pacientes adultos, utiliza-se o transplante já em primeira remissão (Fasanella; Silvestri; Sgreccia, 2001b, p. 1098).

A doação de medula de um integrante da família constitui-se em um drama e um grande valor humano (Fasanella; Silvestri; Sgreccia, 2001b, p. 1099).

A colheita de fígado fetal para utilização no transplante de medula envolve uma série de fatores éticos e o apoio de obstetras que tenham acompanhado o aborto que deu origem ao material a ser transplantado. O transplante está relacionado à terapia intensiva, à suspensão dos tratamentos e à distribuição de recursos (Fasanella; Silvestri; Sgreccia, 2001b, p. 1100).

A bioética, entendida como campo de reflexão sobre a vida e a morte, fez que o fim da vida se tornasse um desafio ético ao mundo atual. Até os anos 1960, a morte era definida de uma forma distinta aos dias atuais (Oliveira, 2008, p. 245). As primeiras definições a relacionavam com a ausência de respiração ou de parada cardíaca, as quais não geravam conflitos de ordem moral. A medicina intensiva trouxe mudanças de compreensão. Nesse contexto, o estado de coma passou a ser

> Classificado de maneira cada vez mais precisa, embora a problemática ética dessas classificações não se torne certamente mais clara ou mais difícil de esclarecer. As dificuldades, tanto médicas como morais, intensificam-se ainda mais, quando o divórcio, entre atividades fisiológicas possíveis, mediante a ajuda de máquinas, e a ausência de reações psíquicas, se torna constante; falamos de **estados vegetativos crônicos**.
>
> A tomada de consciência, por parte da investigação médica, de que a coordenação permanente de cada atividade psíquica, no

organismo humano, seja localizável, no encéfalo, e a impossibilidade de substituição mecânica dessa atividade, assim como o caráter estrutural de **irreversibilidade** dessa atividade, depois de uma breve interrupção, ajudaram a ver, na chamada **morte cerebral**, a definição mais pertinente da própria morte.

Tal definição deve considerar-se empiricamente correta, por parte dos especialistas em ética, embora estes últimos devam estar, simultaneamente, em condições de avaliar bem as resistências da opinião pública, perante tal definição. (Bondolfi, 2001, p. 746, grifo do original)

Hoje há dificuldade em definir quando se dá o término da vida. Antes a morte era considerada uma ocorrência súbita. Com o advento dos transplantes, iniciou-se uma nova visão sobre o término da vida, introduzindo a noção de morte cerebral como critério de morte. A morte passou a ser considerada, a partir de então, como um processo. As chamadas *doenças irreversíveis* começaram a ser encaradas de outra forma. A reanimação das pessoas que sofriam paradas cardíacas e respiratórias passou a aumentar a sobrevida. Desse modo, a falência do sistema nervoso central passou a ser considerada o critério de morte, e a morte encefálica é sinal de irreversibilidade das lesões cerebrais (Oliveira, 2008, p. 246-247).

Essa seria então a "morte real". Esse é o conceito jurídico (Oliveira, 2008, p. 249). No entanto,

É preciso entender que em Medicina não se pode fazer uma separação tão dramática ou tão pontual entre o que é a vida e o que é a morte. É preciso entender esse processo: a pessoa nasce, vive e morre. É um processo. Às vezes temos pacientes que apresentam uma lesão cerebral importantíssima, como no caso da morte encefálica, em que a pessoa não tem nenhuma atividade cerebral e de relação com seu meio ambiente, mas outros órgãos podem estar preservados com vida, quando essa pessoa recebe algum tipo de suporte de vida. (Oliveira, 2008, p. 252)

Para os médicos, a morte é entendida como a maior inimiga. Com isso, muitas vezes se produz uma agonia prolongada e um sofrimento ao paciente e sua família.

4.5 Solidariedade e justiça

A solidariedade se trata do dever de socorrer os necessitados da sociedade. Ao sentimento de solidariedade, uniu-se o que os gregos chamavam *filantropia*, que realça o dever de socorrer os seres humanos em situação de emergência, demonstrando profundo respeito pela vida. No desenvolvimento histórico,

> O pensamento cristão, partilhando também todos estes valores, enquadra a compaixão e o amor pelo homem sofredor, num horizonte de salvação universal, e propõe ao Mundo o Bom Samaritano.
>
> Desde as origens da cristandade, a figura do Bom Samaritano tem representado o modelo propulsor de quem se sente radicalmente próximo de um homem em condições de emergência.
>
> É sem dúvida útil recordar que, na parábola, o samaritano, perante um homem em dificuldade evidente, não o evita, mas passa junto dele, vê-o e compadece-se dele, reconhecendo-o próximo e reconhecendo-se próximo naquela *sympatheia*, naquela comunidade de dor humana.
>
> Contudo, o Bom Samaritano é também algo mais do que uma pessoa movida à compaixão: é aquele que leva ajuda no sofrimento.

Isto implica que o socorro, além de ser prestado, deve também ser eficaz.

É precisamente do efeito envolvente e fascinante da mensagem cristã, de ajuda eficaz ao próximo no sofrimento, que nascem os primeiros hospitais.

A partir de então, tem-se à mão o médico que, despido das suas vestes ritualístico-religiosas e livre do lastro das crenças e das superstições, veste a bata de cientista e usa os instrumentos postos à sua disposição pela tecnologia. (Marinelli, 2001, p. 1112)

A justiça é tida como base para a autonomia no campo da saúde (Junqueira; Junqueira, 2009, p. 104). A transformação da bioética em direito visa ao reconhecimento da autonomia individual (Byk, 2015, p. 33).

A pergunta pela justiça está presente em todas as relações humanas. É impossível pensar em formas de vivência social sem *justiça*. Em geral, o conceito de justiça da lei tem alcançado primazia sobre as leis da natureza (Huber, 2015, p. 127-128).

Uma ética do direito desenvolvida sob uma perspectiva influenciada pelo Evangelho e pela ótica cristã precisa demonstrar um interesse específico em uma justiça humana, sempre se reformando quando necessário (Huber, 2015, p. 138). O Estado precisa se submeter ao direito, bem como a ética profissional deve se ocupar com o direito e a justiça como vocação (Huber, 2015, p. 140). "O direito é uma das condições básicas da vida humana, à qual todos os que têm uma responsabilidade compartilhada pela vida precisam se dirigir". A dedicação ao direito e à justiça é muito mais, ao mesmo tempo, um chamado de todos cidadãos e cidadãs. Essa ética do direito e da justiça não é algo somente para expertos da jurisprudência, mas para todos (Huber, 2015, p. 141).

4.6 Direito e avanços tecnológicos

A visão de que o direito é algo para todos, e não somente para especialistas, nos introduz a questão da relação entre o direito e os avanços tecnológicos. Em especial, o direito do genoma humano demonstra a dimensão da importância da pessoa humana, bem como dos limites desta.

Os estudos de bioética não só se levantaram o questionamento sobre quando se dá o final da vida, mas também sobre quando se dá o início da pessoa humana. A partir da concepção ou do nascimento? Quem estabelece os critérios? Esses pontos têm gerado uma crise da perda de identidade do ser humano (Barbas, 2007, p. 164-165). A questão se relaciona com o conceito de pessoa, desenvolvido e definido no decorrer da história:

> A pessoa é uma categoria do direito humano e, mais concretamente, da teologia cristã. A concepção da unidade de Cristo na dupla natureza de corpo e de espírito bem como a teoria da unidade da Trindade de Deus – Pai, Filho e Espírito Santo – foi determinante para a elaboração de uma nova concepção de pessoa caracterizada pelas ideias de "relação" e de "inter-relação" como "constitutivos dinâmicos" de todo o ser humano.
>
> O Cristianismo perfilhou a teoria de que todas as pessoas gozam de igual dignidade, de iguais direitos e como tal devem ser tratadas.
>
> O Cristianismo adiantou a noção de pessoa entendida como ser subsistente, livre e responsável. O entendimento do homem como um ser "concebido à imagem e semelhança de Deus" bem como a ideia de "Deus como Ser Pessoal e Transcendente" face ao mundo foram fundamentais para o enquadramento da pessoa. (Barbas, 2007, p. 169)

A pessoa foi, posteriormente, sendo definida como um centro de liberdade, um ser capaz de autodeterminação.

No século XX, Max Scheler defendeu que a pessoa é "constituída pelo conjunto de atos livres que pratica". Ele também concluiu que "não é a pessoa que deve estar ao serviço do Direito, mas sim o Direito que deve estar ao serviço da pessoa" (Barbas, 2007, p. 172).

No nosso debate, uma questão que se coloca é: quem tem o direito de ter acesso aos dados genéticos do ser humano? Podem os testes genéticos ser acessados pelo setor de Recursos Humanos de uma empresa? Podem os testes genéticos no emprego[1] significar riscos para a autonomia do ser humano? Pode ser critério para decisão sobre investir ou não no treinamento do empregado? Afinal, que empresa investirá na pessoa cujo mapa genético indica possibilidade de doenças de origem genética? Qual será o candidato ao trabalho que "recusará dar o seu consentimento à entidade patronal para aceder ao seu genoma se essa for condição *sine qua non* para ser contratado?" (Barbas, 2007, p. 377).

Quanto ao direito em dimensão bioética, é importante reconhecer que

> A integridade do genoma humano participa na dignidade da pessoa. Portanto, o respeito incondicional pela integridade de cada genoma traduz, de modo especial, o respeito pelo indivíduo. Simultaneamente, o desrespeito pela integridade genômica da pessoa implica o desrespeito pela dignidade sublime do ser humano. (Barbas, 2007, p. 175)

O direito europeu defende o direito de o ser humano ser informado com verdade a respeito de sua constituição genética, bem como o direito de não saber os resultados dos testes genéticos e suas consequências (Barbas, 2007, p. 393). Esse direito está profundamente relacionado ao princípio da autonomia privada e à inviolabilidade da vida humana.

---

1   Menção aos testes no emprego ocorre em Barbas, (2007, p. 372, 377).

O doente tem direito de conhecer que espécie de informação sobre a sua pessoa se encontra nos prontuários bem como de exigir a eliminação de alguns pontos e a inclusão de outros. Tem, ainda, o direito de conhecer que uso se pretende fazer desses dados.

Os relatórios revestem interesse clínico, científico e médico-legal. No que concerne ao primeiro, a elaboração da ficha clínica não tem como principal objetivo informar o paciente, mas prestar uma boa informação sobre ele para o seu melhor acompanhamento. O relatório é um documento de síntese para utilização do médico no tratamento do doente. Se os cuidados são prestados por uma equipa e não apenas por um médico, o prontuário transforma-se num instrumento fundamental de comunicação entre eles. (Barbas, 2007, p. 395)

Síntese

Neste quarto capítulo, vimos que a bioética e a saúde pública lutam pela prevenção da doença, pelo prolongamento da vida e pela promoção da saúde. Com base nisso, também se tem discutido sobre o início da vida humana, assunto sobre o qual não há consenso entre os especialistas.

Além disso, tratamos das procriações artificiais, que fizerem surgir a pergunta pela possibilidade de criação de um ser híbrido.

No Brasil, a saúde pública deveria preservar a autonomia das pessoas na defesa da integridade, mas desde 1990 tem sido crescentemente mercantilizada. Nesse aspecto, a Declaração dos Direitos Humanos defende o respeito ao ser humano desde a sua concepção até o término da sua vida.

Abordamos também os postulados da tolerância e da autonomia, centrais para a valorização da pessoa do outro. A autonomia se relaciona com a responsabilidade e passa pelo reconhecimento do outro. Tudo que se relaciona ao genoma não pode violar a autonomia do paciente. Nesse contexto, uma pergunta que se levanta é se o genoma não seria uma nova versão da alma humana, o marco característico do ser, já que é o cerne da nossa intimidade biológica.

Na sequência, abordamos os tratamentos paliativos, que não devem apressar ou retardar a morte, mas aliviar a dor e os sintomas do paciente. Há grande diferença entre deixar morrer e tirar a vida. O esforço deve ser pela humanização da medicina até no processo da morte.

Vimos, ainda, que a bioética deve beneficiar o uso adequado da tecnologia diagnóstica. A regra é defender a qualidade de vida. O ser humano tem direito a um patrimônio genético não manipulado e à garantia de viver dentro do ecossistema. Nesse ponto, o paciente deve ter consciência da falibilidade dos meios técnicos, e deve-se considerar que todo avanço tecnológico tem junto a si um ser humano que sofre.

Em seguida, tratamos do fim da vida e como isso se tornou um desafio ético. Com o advento dos transplantes, adotou-se a noção de morte cerebral como critério de morte, e a falência do sistema nervoso central passou a indicar o fim da vida.

Para finalizar, vimos que a solidariedade e a justiça precisam se manifestar no socorro aos necessitados da sociedade. Esses valores são a base para a autonomia no campo da saúde. A transformação da bioética em direito visa ao reconhecimento da autonomia. A ética do direito e da justiça é para todos.

Atividades de autoavaliação

1. A primeira lei de bioética surgiu em 1994, na França, a partir dos debates de qual questão ética?
   a) Inseminação artificial.
   b) Clonagem.
   c) Transplante de órgãos.

D] Experiências científicas com animais.
E] Desenvolvimento de vacinas.

2. Em termos jurídicos, atualmente o que caracteriza a "morte real" do ser humano?
    A] Parada respiratória.
    B] Falência dos órgãos.
    C] Morte encefálica.
    D] Estado de coma.
    E] Parada cardíaca.

3. Os tratamentos paliativos devem se prestar a:
    A] apressar a morte.
    B] retardar a morte.
    C] encontrar a cura.
    D] aliviar a dor e os sintomas.
    E] dar início à eutanásia.

4. Sobre a tarefa da bioética, é correto afirmar que:
    A] a fundamentação da bioética está ligada a um conceito utilitarista, pois se ocupa de favorecer o maior número de pessoas possível.
    B] dignidade, autonomia e identidade são alguns dos conceitos valorizados em relação aos pacientes.
    C] as reflexões bioéticas ainda estão no âmbito filosófico e dialogal e aguardam sua inserção no campo prático, uma vez que a biomedicina é que decide pelos pacientes.
    D] os esforços para que o genoma seja um meio de seleção natural são amplamente divulgados por trazer contribuições significativas à sociedade e aos programas de saúde.
    E] a regulamentação de todas as práticas laboratoriais como lícitas são benéficas ao desenvolvimento da pesquisa e à promoção da saúde.

5. A eutanásia tem sido um tema muito discutido e controvertido na bioética. Sobre isso, marque V para as afirmativas verdadeiras e F para as falsas:

[ ] Na eutanásia, o paciente deixa de receber o tratamento intensivo e recebe cuidados paliativos.

[ ] O termo *eutanásia* significa "boa noite" e caracteriza o momento em que o médico decide, por meio de exames de diagnóstico, interromper a sobrevida do paciente.

[ ] A eutanásia afirma o valor da vida por meio dos cuidados com o paciente em estado terminal.

[ ] A eutanásia passiva visa à interrupção da sobrevida alimentada mecanicamente.

[ ] A eutanásia é uma alternativa para pacientes, não só terminais, quanto para os que recusem iniciar tratamentos e terapias intensivas.

Agora, assinale a alternativa que apresenta a sequência correta:

A] F, V, F, V, F.
B] F, F, F, V, F.
C] V, F, V, F, V.
D] V, F, F, F, V.
E] F, F, V, V, F.

Atividades de aprendizagem

Questões para reflexão

1. No escopo das questões bioéticas, a autonomia do paciente está sob o fundamento de que ele é quem define o que se pode fazer com sua saúde. Entretanto, em algumas circunstâncias, o conceito de *autonomia* é ameaçado. Você pode citar algumas delas? Quais seriam as alternativas éticas para o cumprimento da autonomia nesses casos?

2. Na tecnologia diagnóstica, pode-se detectar doenças que poderão ou não se desenvolver no futuro. Quais as implicações positivas e negativas dessa descoberta?
3. Com o avanço da tecnologia biomédica, a vida de um paciente pode ser prolongada com o uso de vários recursos, e um deles é a doação de órgãos. Quais dilemas bioéticos podem ser enumerados que envolvam essa possibilidade específica?

Atividade aplicada: prática

1. Os especialistas da biomedicina não têm um consenso sobre quando se inicia a vida humana. Pesquise sobre o tema na internet, em livros ou em revistas e responda:
   A] Quais são as possibilidades avaliadas pelos especialistas sobre o início da vida?
   B] Há uma concepção mais aceita entre eles?
   C] Cite um teólogo e o posicionamento dele sobre o assunto.

BIOÉTICA E RELIGIOSIDADE

A teologia e a filosofia moral são tidas como decisivas para o nascimento da bioética (Byk, 2015, p. 32).

A primeira, **teologia**, tenta fazer uma aplicação da mensagem bíblica ao progresso das ciências, de uma forma especial àquelas questões de natureza ontológica, e também se interroga sobre o sentido da existência humana e da tecnociência (Byk, 2015, p. 49-50).

A contribuição da teologia é essencial para o diálogo no universo da polifonia da reflexão bioética, e essa prática transforma o próprio papel da teologia. Logo, esta pode auxiliar a sociedade a respeitar o pluralismo da bioética. A ética vincula a atividade humana com os valores humanos. Os avanços biomédicos suscitam questões éticas novas (Byk, 2015, p. 52-53).

A teologia também pode auxiliar na solução de conflitos entre os valores em jogo, visto que a hierarquia absoluta deixou de existir. Pode ajudar no encontro de convergências e na promoção da ordem humana. Passou-se a consagrar a abordagem de que a ética pertence exclusivamente à alçada do médico, mas ela é direito do paciente. As decisões devem ser aceitáveis por ambas as partes. O consentimento esclarecido desempenha um papel primordial nesse processo, e a ética está "no cerne de uma interrogação sobre a oportunidade e a validade das normas, contando também com a contribuição do direito" (Byk, 2015, p. 54-55).

O ser humano é interlocutor do sagrado, o que é importante de ser considerado quando se aborda a temática da bioética. Na abordagem do sagrado, sempre se parte do ponto de vista da sacralidade e da inviolabilidade da vida humana. Logo, a engenharia genética se baseia na visão de que a dignidade humana precisa ser defendida. O ser humano tem no genoma o fundamento da sua dignidade, e isso se aplica a todos os seres vivos. A discussão se inicia no momento em que se menciona a utilização do embrião humano e as eventuais intervenções genéticas sobre estes (Barbas, 2007, p. 106-113).

A Igreja Católica condena a seleção de embriões e de fetos, pois considera isso um aborto seletivo, ação que abre o caminho para a

> legitimação do infanticídio e da eutanásia. [...]
>
> A posição da Igreja em relação ao diagnóstico genético é favorável desde que seja em prol da nova vida, designadamente ao possibilitar uma terapia onde é necessária, ou um acolhimento mais consciente e mais bem preparado do novo ser. [...]. Estas técnicas são "moralmente lícitas" quando não têm riscos desproporcionados para a criança e a mãe e têm como objetivo possibilitar terapias precoces ou proporcionar uma "serena e consciente aceitação do nascituro".
>
> [...]. O corpo humano (já na fase embrionária) é uma unidade orgânica [...]. Justifica-se, nestes moldes, a terapia gênica somática pela qual se adicionam genes responsáveis pelas doenças genéticas. (Barbas, 2007, p. 114-115)

Há a "proibição de experimentação não terapêutica no genoma humano com repercussões nas gerações futuras" e o reconhecimento da "unidade ontológica e axiológica da espécie humana e da sua criação à imagem e semelhança de Deus" (Barbas, 2007, p. 116).

A **filosofia moral**, mencionada anteriormente por Byk (2015), é também chamada *ética* e pode ser entendida como "o estudo do **agir** humano enquanto livre e pessoal". Logo, é uma "ciência essencialmente normativa, pois estuda atos, vontades, intenções, em suma, a ação humana" (Santos, 1972, p. 45, grifo no original).

No entanto, os princípios éticos aplicáveis ao ser humano não podem ser aplicados à fauna e à flora. São lícitas intervenções genéticas para obter órgãos que venham a ser utilizados para transplantes humanos ou para produzir melhor alimentação. Por último, tem-se o "dever moral da autoridade social de proteger juridicamente a inviolabilidade e a identidade do genoma de cada pessoa". O genoma humano de cada ser humano deve ser protegido pelo Estado, desde a concepção até a morte (Barbas, 2007, p. 117).

5.1 Deus e autonomia do paciente

A teologia destaca o lado positivo da existência humana e procura apresentar uma visão orgânica do ser humano na sua totalidade, no mundo entendido como criação divina. A teologia cristã enfatiza a imagem de Deus no ser humano e a filiação divina. O ser humano desenvolve sua identidade nessa relação com o divino criador, o que envolve todo o seu ser.

> A corporalidade, a racionalidade e, por outro lado, a sociabilidade afirmam sempre o Homem em toda a sua totalidade. O próprio conceito de pessoa tira a sua peculiaridade do fato de ser criatura em relação às outras, identificando-se na sua subsistência, segundo a qual ele se possui a si mesmo e permanece definitivamente nessa autoposse e comunicabilidade, comunicabilidade através da qual ele vive inteiramente essa subsistência em todos os instantes, numa permuta recíproca com as outras pessoas. Na pluralidade das suas dimensões e das suas relações, o Homem é uno, porque capaz de unificar, por si próprio, a multiplicidade (a subsistência);

mas isto ainda não diz se já é realmente o que deverá acontecer. A revelação mostra e atualiza, nele, o verdadeiro lugar em que poderá acontecer a unidade, isto é, na união com Deus trino, no Qual não só ele se oferece a si mesmo, mas também recebe a totalidade do Outro. Essa união não é estranha ao Homem, porque já estava preconcebida no ato criador de Deus. (Raspanti, 2001, p. 56-57)

A "onto-teo-logia" foi a forma de Heidegger intitular a metafísica ocidental, bem como a teologia. *Ontologia* foi entendida como teologia, pois sempre "viu de cima, do ponto de vista de Deus" (Gracia, 2010, p. 63). Marx, Nietzsche e Freud colocaram a onto-teologia sob suspeita, respectivamente como meio de dominação, como luta contra a vida e a neurose coletiva (Gracia, 2010, p. 66). O que fica evidente é a impossibilidade de a mente humana querer se colocar no lugar de Deus, o transcendente, o completamente outro. Nossa mente não consegue transpor os limites do mundo, pois a mente humana é mutável e passageira e o saber humano é sintético (Gracia, 2010, p. 67).

Garcia (2010, p. 75-76, grifo do original) comenta que a religião é

Bem anterior à própria metafísica e em princípio alheia a todo sistema metafísico, sendo inclusive precedente às próprias religiões institucionais. Uma coisa são as religiões estabelecidas, de cujo estudo se ocupa a história das religiões, e outra bem diferente é a religiosidade, a experiência ou a vivência religiosa, objeto da análise da filosofia da religião. Ao dizer que há uma disposição religiosa em todo ser humano não se está afirmando que todos e cada um tenham de estar restritos a religiões concretas, mas a religiosidade é uma experiência inerente a todos os indivíduos, independentemente de serem ou não parte de um corpo religioso concreto. Mais do que isso, a experiência do último meio século demonstra que a crise das religiões institucionais não é necessariamente seguida de uma falta de sentido religioso, mas da experiência de uma religiosidade nova e diferente, mais extrainstitucional, como acontece em muitos movimentos leigos atuais, como o ecológico, a **Nova Era**, as espiritualidades orientais, o novo humanismo, as organizações não governamentais etc.

O sujeito religioso sabe que tem muito mais do que merece. Isso gera nele a gratidão e o amor. Ele tem consciência que o que possui recebeu de Deus. Nesse campo, o sujeito religioso é superior ao sujeito moral, pois este julga que tudo o que tem é merecimento seu. "A religiosidade intrínseca se caracteriza pela atitude de amor e gratidão por tudo e pelo fundamento desse todo. Esse fundamento pode ser identificado ou não como Deus" (Gracia, 2010, p. 77-78).

A confiança em Deus anda junto com a defesa da autonomia do ser humano, de uma forma especial quando a pessoa se encontra na situação de paciente. A autonomia e a liberdade são postulados que andam juntos com a dimensão religiosa da vida. Quem não é livre não pode ser considerado responsável. A fé defende a existência de um contexto fundamental de liberdade para o ser humano, e esse espaço de liberdade é um axioma fundamental da fé cristã. Portanto, o que se defende é a "liberdade de opções preferenciais", bem como a liberdade de consciência. Tanto aquele que crê deve ter liberdade de consciência quanto aquele que não crê (Privitera, 2001a, p. 657-658).

A isso se acrescenta que, na liberdade,

> Deve distinguir-se também a perspectiva jurídica do discurso, do ponto de vista especialmente ético. Nem toda a ação permitida pelo código civil ou penal é, só por isso, moralmente aceitável: por outras palavras, a interrupção voluntária da gravidez não se torna moralmente lícita pela introdução da lei que a regulamenta de maneira permissiva; nem a eutanásia se tornaria moralmente permitida, se fosse aprovada uma lei que a tolerasse.

O direito nunca sanciona tudo o que é moralmente reto ou errado. O direito deve ser uma garantia de terceiros e, portanto, dever-nos-íamos interrogar até que ponto a legislação vigente defende o direito à existência dos embriões e dos fetos [...] permite a congelação dos embriões **excedentários** ou quando, permitindo a interrupção da gravidez, permite a matança do feto.

E, por fim, é necessário ter sempre presente que a própria liberdade moral de agir, mesmo de modo moralmente errado, nunca poderá identificar-se com a liberdade de fazer mal aos outros. Se uma pessoa afirmar que pode realizar todas as ações que quiser, mesmo as que provocam graves danos aos outros, à sua saúde ou à sua vida, tanto o cidadão como o Estado têm o dever de o prevenir, de o impedir ou de o pôr em condições de não continuar a fazer mal. (Privitera, 2001a, p. 659-660, grifo do original)

5.2 Saúde e cuidado daquele que sofre

As situações de sofrimento exigem a prática da compaixão, a qual só se conhece e se pratica quando se tem experiência de sofrimento. *Compaixão* é conceito advindo do latim *compassio*, que tem o significado de "sofrer com", no sentido de "experimentar com". Precisamos, portanto, sentir a mesma experiência de quem sofre (Reich, 2001, p. 175).

Experimentar o sofrimento de alguém e assistir a pessoas que sofrem significa que experimentamos não só um momento isolado do seu sofrer, mas também o próprio processo do seu sofrimento.

A compaixão torna-se, deste modo, a virtude pela qual temos uma forma de participação consciente no sofrimento concreto de alguém, estando nós, por isso, dispostos a oferecer-lhe assistência para que seja aliviada a sua dor ou continue a viver, apesar da dor.

Em primeiro lugar, é preciso estabelecer o conceito de sofrimento, distinguindo-o do de dor. A dor pode definir-se como uma angústia física, mental ou emotiva, associada a qualquer distúrbio, ferida ou doença, ou a um estímulo desagradável caracterizado pelo desconforto.

Sofrimento, pelo contrário, é uma angústia que sentimos como ameaça à nossa serenidade, à nossa integridade, à realização das nossas intenções e, num nível ainda mais profundo, como frustração em relação ao significado existencial concreto que nós tivermos em mente.

A angústia do sofrimento pode depender de muitas causas que não correspondem à dor que pode constituir o mais evidente objeto da compaixão. (Reich, 2001, p. 176)

Muitas vezes, as pessoas se perguntam pelo sentido do sofrimento e só encontram como resposta o silêncio; nem conseguem expressar a dor que estão experimentando. "Sofrer significa também perder a sua autonomia, entendida no sentido de capacidade de livre autodeterminação", destruindo-se assim "sua capacidade de comunicação" (Reich, 2001, p. 176).

Já quem consegue interpretar seu sofrimento e expressá-lo reconstrói sua experiência buscando uma nova identidade, como aparece geralmente, por exemplo, nos Salmos da Bíblia.

Reich (2001) fala das fases da compaixão como empatia silenciosa, compaixão expressiva e a compaixão que dá voz a uma nova identidade:

> É impensável que essa pessoa não sofra mudanças benéficas, depois de ela própria se ter tornado vulnerável, sofrendo com o outro e tornando-se, ao mesmo tempo, o seu salvador.
>
> Depois, o comportamento compassivo provoca mudanças na criação e no fortalecimento de um hábito inscrito na virtude da compaixão. [...]

Os médicos têm dificuldades especiais em ser compassíveis: por um lado, a exagerada tendência da medicina para a objetividade torna difícil a percepção do valor de entrarem em contato com a subjetividade sofredora dos seus pacientes; por outro, a benevolência paternalista da relação tradicional médico-paciente choca com a indispensável reciprocidade, necessária para a verdadeira compaixão.

A identificação com a própria voz compassível permite, enfim, a elaboração de uma série de histórias. Quem sofre elabora narrativamente recordações sem fim de dor e de sofrimentos que dirige a quem respondeu com compaixão.

As histórias representativas ou as imagens que simbolizam as experiências passadas tornam-se o modelo conceptual e efetivo para o hábito da compaixão, para esta disposição interior. (Reich, 2001, p. 177-178)

No meio cristão, entende-se que "compaixão é uma convicção persuasiva de importar-se o suficiente para envolver-se e ajudar outros por meio de ações que lhe tornarão melhor a vida ou os colocarão numa nova direção" (Hasting; Potter, 2005, p. 115). Foi essa compaixão que moveu a iniciativa cristã de dedicar-se a obras sociais que constituíram os hospitais como local de tratamento dos indigentes, surgidos a partir do século IV d.C., difundindo-se em toda a Europa. A fé cristã era empregada na doação a favor daquele que sofre, pois Jesus demonstrou que esperava isso ao dizer: "Estava doente e foste visitar-me" (Bíblia Sagrada. Mateus, 2009, 25: 36). A mensagem do sofrimento de Cristo e sua ressurreição se constituiu no fundamento da pastoral da saúde (Davanzo, 2001, p. 119).

Aliás, este era um elemento central do evangelho de Jesus Cristo: o cuidado com aquele que sofre. Os cristãos, perseguidos nos quatro primeiros séculos, praticavam o amor ao próximo com maior intensidade do que outros grupos. Cuidavam dos necessitados e dos mais vulneráveis, como crianças, viúvas e idosos. Na epidemia que dizimou a população do Império Romano, os cristãos se dedicavam a cuidar dos doentes e da comunidade; já os demais fugiam dos enfermos. Muitos cristãos morreram nessa época. Mais tarde, quem foi cuidado por essa coletividade procurou a fonte desse amor, e há muitos testemunhos de pessoas que buscaram o cristianismo por causa da solidariedade dos cristão no tempo da epidemia.

> Desde o início do cristianismo os pobres e enfermos foram objeto de cuidados especiais por parte da Igreja. Pedro, o apóstolo, ordenou diáconos a socorrerem os necessitados. As diaconisas prestavam igual assistência às mulheres. Os cristãos até então perseguidos, receberam no ano 335 pelo Edito de Milão, do imperador Constantino, a liberação para que a Igreja exercesse suas obras assistenciais e atividades religiosas. Houve uma profunda modificação na assistência aos doentes – os enfermos eram recolhidos às diaconias, que eram casas particulares, ou aos hospitais organizados para assistência a todo tipo de necessitados. [...] As práticas de saúde instintivas – caracteriza a prática do cuidar nos grupos nômades primitivos, tendo como pano de fundo as concepções evolucionista e teológica. Neste período as práticas de saúde, propriamente ditas, num primeiro estágio da civilização, consistiam em ações que garantiam ao homem a manutenção da sua sobrevivência, estando na sua origem, associadas ao trabalho feminino. Com o evoluir dos tempos, constatando que o conhecimento dos meios de cura resultava em poder, o homem, aliando este conhecimento ao misticismo, fortaleceu tal poder e apoderou-se dele. Observa-se que a Enfermagem está em sua natureza intimamente relacionada ao cuidar das sociedades primitivas.

[...] O ensino era vinculado à orientação da filosofia e das artes e os estudantes viviam em estreita ligação com seus mestres, formando as famílias, as quais serviam de referência para mais tarde se organizarem em castas. Quanto à Enfermagem, as únicas referências concernentes à época em questão estão relacionadas com a prática domiciliar de partos e a atuação pouco clara de mulheres de classe social elevada que dividiam as atividades dos templos com os sacerdotes.

As práticas de saúde no alvorecer da ciência – relaciona a evolução das práticas de saúde ao surgimento da filosofia e ao progresso da ciência, quando estas então se baseavam nas relações de causa e efeito. Inicia-se no século V a.C. estendendo-se até os primeiros séculos da Era Cristã.

[...]. As práticas de saúde monástico-medievais – Regidas pela influência dos fatores socioeconômicos e políticos do medievo e da sociedade feudal nas práticas de saúde e as relações destas com o cristianismo. Esta época corresponde ao exercício da Enfermagem como prática leiga, desenvolvida por religiosos e abrange o período medieval compreendido entre os séculos V e XIII. Foi um período que deixou como legado uma série de valores que, com o passar dos tempos, foram aos poucos legitimados e aceitos pela sociedade como inerentes à Enfermagem. A abnegação, o espírito de serviço, a obediência e outros atributos que dão à Enfermagem, não uma conotação de prática profissional, mas de sacerdócio. (COREN-PE, 2020)

O relato bíblico do bom samaritano, no texto bíblico de Lucas 10: 25-37 (Bíblia Sagrada, 2009), certamente teve um grande impacto na compreensão cristã sobre o cuidado com o que sofre. Esse relato fala de um homem que foi violentado por ladrões no caminho entre Jerusalém e Jericó visto por um sacerdote e um levita, os quais passaram longe do ferido, pois também poderiam ser assaltados ou perder a "pureza" religiosa judaica se encostassem no seu sangue. Então, aparece um samaritano, participante de um grupo social geralmente não aceito pelos judeus, que se aproximou do sofredor, cuidando de suas feridas e o levando a uma hospedaria sobre sua própria cavalgadura. O samaritano mesmo cuidou do ferido e, quando precisou ir adiante, solicitou ao dono da hospedaria que continuasse a cuidá-lo, dando-lhe dois denários e comprometendo-se a pagar o que mais fosse necessário, que acertaria ao voltar.

Essa história levanta a pergunta sobre quem é o próximo. Fica claro que age como próximo aquele que teve misericórdia para com o que sofre. O bom samaritano continuou a cuidar do sofredor, mesmo à distância, mesmo após ter ido embora. O valor entregue por ele era o suficiente para rações diárias por cerca de 24 dias (Morris, 1983, p. 180).

Para Orígenes de Alexandria, pensador cristão do século II-III, somos desafiados a "imitar a Cristo e ter misericórdia dos que caem em mãos de ladrões, acercar-nos a eles, suavizar as suas feridas, verter azeite e vinho, carregá-los sobre nosso próprio animal e levar suas cargas" (Orígenes, citado por Just Jr., 2006, p. 256, tradução nossa). O cristianismo ensina a amarmos "o imitador de Cristo e a todo aquele que se associa ao sofrimento do necessitado pela unidade do corpo" (Ambrósio, citado por Just Jr., 2006, p. 258, tradução nossa).

Vários pensadores cristãos dos primeiros séculos entenderam que as epidemias que se abateram sobre os cidadãos do Império Romano contribuíram para a causa cristã, e os cuidados com os doentes foram um dos principais motivos do crescimento do cristianismo. A taxa de sobrevivência diante das epidemias foi maior entre os cristãos (Stark, 2006, p. 88). Durante o período romano tardio, houve uma série de pragas: a praga de Antonino (165-180 d.C.), a praga de Cipriano (251-270 d.C.) e a praga de Justiniano (541-542 d.C.). Esses períodos coincidiram com alguns dos mais prolíficos crescimentos do cristianismo.

As comunidades cristãs tinham melhores taxas de sobrevivência por causa dos cuidados de saúde que davam uns aos outros. O imperador Juliano, que queria varrer o Cristianismo do império e reimplantar as antigas religiões romanas, escreveu, em 362 d.C.: "Os ímpios galileus prestam apoio não apenas aos seus pobres, mas também aos nossos; todo mundo pode ver que nosso povo não conta com nossa ajuda" (Imperador Juliano, citado por Stark, 2006, p. 97). O imperador Juliano percebeu que "O paganismo não conseguira desenvolver o tipo de sistema de voluntariado de boas obras que os cristãos haviam construído ao longo de mais de três séculos. Além disso, o paganismo não dispunha das ideias religiosas que teriam tornado plausíveis tais esforços organizados" (Stark, 2006, p. 209).

O cuidado com aquele que sofre não era limitado a se ter a mesma fé. Durante as crises, o auxílio a qualquer necessitado era prestado, mesmo que a pessoa corresse risco de vida. Da mesma forma, o cristianismo é conhecido pela luta contra o infanticídio, o feminicídio e o aborto (Stark, 2006, p. 112, 134, 135, 141).

Quando o que sofre é abandonado em solidão, são demonstradas a exclusão e a falta de amor. Quando o profissional da saúde foge de um convívio solidário com o paciente, revela falta de solidariedade quando seria importante uma presença eficaz para o enfermo (Pinto, 2018, p. 323). "A inclusão em saúde é elemento fundamental para a qualidade de vida de qualquer cidadão. A ética em saúde é inclusiva para um bem-estar e uma harmonia completa na vida de cada um e de todos em sociedade" (Pinto, 2018, p. 327).

5.3 Cuidado de si como condição para o cuidado dos outros na prática da saúde

A religiosidade cristã parte da compreensão de que é necessário estar bem consigo mesmo para poder ajudar os outros. Foi no próprio relato sobre o bom samaritano que surgiu a pergunta sobre qual era o ensino da lei judaica, e a resposta foi amar a Deus e amar ao próximo como a ti mesmo (Bíblia Sagrada. Lucas, 2009, 10: 27). O amor a si mesmo é, portanto, importante, em vez de ser sinal de egocentrismo.

O cuidado consigo mesmo (com sua própria vida) é muito importante para que o cuidador tenha uma boa base para ajudar outros na prática da saúde. Quem não cuida de si mesmo fatalmente se desgasta, causando sofrimento a si próprio. Nenhum ativismo pode substituir o cuidado com a própria vida. A atenção às áreas física, psicológica, espiritual e social é fundamental para quem cuida de outros na área da saúde.

Para os filósofos gregos, o cuidado de si mesmo é essencial:

> Os gregos querem se preparar, conhecer o mundo e a si mesmo é um modo de cuidar de si mesmo. Apenas isso, o conhecimento não é mais uma ditadura da verdade, não mais manda em nós, ele está ao nosso dispor. O **sábio é diferente do ignorante, mas é também diferente de Sócrates, e todos aqueles que fazem do conhecimento uma forma de regime totalitário e universal.** Os gregos nos mostram que existem duas formas de conhecer, uma alegre e outra triste e eles seguem o primeiro caminho, tornando o conhecimento, e não a ignorância, uma bênção.

> Sendo assim, é possível ver como o conhecimento de si e o cuidado de si se opõem à ignorância de formas diferentes. Afinal, está na bíblia "Conheça a verdade e ela vos libertará" (João 8:32). Mas de

que verdade e de que ignorância eles estão falando? A vontade do estulto não é livre, isso nós sabemos, ele é determinado por outrem, ele quer várias coisas ao mesmo tempo e por isso se contradiz. É impotente, vive na servidão, acaba sendo levado de um lado para o outro. Vive na inércia, sua vontade se interrompe, se contradiz e conflita consigo mesma. (Foucault, citado por Trindade, 2021, grifo do original)

Não é possível conhecer a si mesmo sem cuidar de si. Isso é um aspecto altamente preventivo da vida humana inserida no campo de cuidado com a saúde do homem. Só aquele que se cuida tem proteção contra as crises, as doenças e os esgotamentos. Quem não se cuida acaba quebrando a relação consigo mesmo e experimenta diluição e eventual perda de identidade.

Como atitudes preventivas, são mencionados "Lazer, atividade física regular, alimentação equilibrada, descanso restaurador, pertença como pessoa (e não como profissional) a uma comunidade, espiritualidade sadia, ações solidárias e relações afetivas e afetivas são bons parâmetros" (Oliveira, 2012, p. 73). Logo, o cuidado preventivo dá mais qualidade à vida dos cuidadores da área da saúde, bem como mais longevidade.

A identidade do eu certamente se relaciona com o cuidado de si. O homem como cidadão do mundo "age sobre si mesmo, se transforma, se determina, num jogo incessante entre o que pode e o que deve fazer" (Fonseca, 2013, p. 152).

O que será que faz os seres humanos lutarem pela superação de problemas mundiais de fome, saúde e violência? Certamente, tem a ver com a "inalienável dignidade" do ser humano, sem a qual não haverá justiça ou paz. Ele tem uma dignidade própria, "por ser reconhecido como tal por Alguém indubitavelmente superior a ele". Essa dignidade "o eleva acima de todos os seres criados" (Ardita, 2001, p. 275-276).

5.4 Bioética e harmonia com a natureza

A bioética entende que uma relação harmônica com a natureza é algo fundamental. A afirmação das responsabilidades do ser humano com o ecossistema é gerada pela consciência dos danos que aquele pode produzir neste. Os danos ao ecossistema começam quando se parte de algumas convicções:

> O primeiro nasce de uma dupla convicção errônea: Inesgotabilidade dos recursos naturais (com a consequente liberdade indiscriminada da sua exploração) e a capacidade de autorreparação dos danos sofridos, por causa da própria Natureza; o segundo é relativo à lógica do lucro a alcançar com custos mínimos, sobretudo quando estes não se destinam diretamente ao ganho (como, por exemplo, um tratamento de efluentes); o terceiro identifica-se com a política energética mundial que privilegiou fontes abundantes, embora altamente poluentes (petróleo e carvão); o último é o reflexo do modelo atual de desenvolvimento ocidental (e do Ocidente exportado para todo o Mundo) que tende exasperadamente para o bem-estar e para o consumo sem qualquer preocupação com danos ambientais. (Leone, 2001a, p. 351)

Para a bioética, o ser humano é amigo do ecossistema. A vontade humana livre deve voltar-se ao cuidado da natureza, que deve ser tratada respeitosamente, valorizando "cada uma das suas potencialidades intrínsecas" (Leone, 2001a, p. 353).

O homem precisa saber contemplar a beleza natural, bem como saber "protegê-la e sentir, como ofensa própria, a sua degradação" (Leone, 2001a, p. 354). Essa consciência ética favorável à defesa ambiental faz parte da bioética em sua relação com a religiosidade.

Já o apóstolo Paulo falava, no século primeiro da era cristã, que a criação geme e se angustia, tendo dores de parto e aguardando a completa redenção. A esperança do cristão não é, portanto, individualista, pois a redenção final será também a restauração da criação e do ecossistema. Em sua carta aos Romanos 8, Paulo (Bíblia Sagrada, 2009) expôs os fundamentos da esperança cristã. Nesse texto, pode-se perceber o fato de que alguém ser adotado na família de Deus não o isenta de experimentar o atual estado de coisas: sofremos com Cristo, em um mundo que lhe é hostil.

Nessa situação, a expectativa pelo que virá caracteriza-se pelo "gemer" íntimo, o qual se manifesta em três dimensões. A **primeira dimensão dos gemidos** nos mostra que esse gemer atinge todo o ecossistema. A Bíblia Sagrada (2009), em Romanos 8: 19-23, cita os gemidos da criação, e isso comprova que a esperança cristã não se restringe ao ser humano, mas abrange todo o ecossistema. Tal esperança é derivada da promessa já contida no Antigo Testamento de que viriam "novos céus e nova terra" (Bíblia Sagrada. Isaías, 2009, 65: 17). Para Paulo, assim como para o judaísmo do Antigo Testamento, "não se pode separar a história da criação do destino do homem. A criação tem nele o seu sentido. A história do homem com Deus é a história de toda a criação" (Schelke, 1975, p. 155). Como o pecado do primeiro Adão trouxe efeitos sobre toda a criação, assim também a redenção do homem, por meio do segundo Adão (que é Cristo), trará efeitos sobre toda a criação (Schelke, 1975, p. 155-157). A derivação da esperança cristã da teologia do Antigo Testamento é algo comprovado (Bultmann, 1976, p. 521-523, 530s).

Em Romanos 8: 20, temos que a criação foi sujeita à vaidade (ou frustração), não por sua própria vontade, mas por Deus, em vista do pecado dos seres humanos (Bíblia Sagrada. Gênesis, 2009, 3). A criação sofre por causa do nosso pecado. Nessa condição, no entanto, ainda persiste a esperança de que, finalmente, junto com a plenitude dos filhos de Deus, também ela será libertada da corrupção e da morte às quais se encontra escravizada. Essa é a causa por que, até agora, a criação geme e sofre as dores de parto.

Neste ponto, cabe bem a palavra de Escobar (1979) quando pergunta:

> Seremos nós capazes de sentir o gemido da criação? Paulo havia sido sensibilizado por Jesus Cristo para poder escutar as vozes com que a criação toda gemia. Era o gemido dos irmãos que passavam fome na Judeia e que ele recordava continuamente, era o gemido dos torturados como ele mesmo na prisão, era o gemido das mulheres exploradas como aquela que ele libertou em Filipos, era o gemido frente à intolerância dos líderes religiosos judaizantes ou à incompreensão de seus próprios irmãos. Todo mundo anelava alcançar a plenitude, a justiça, a verdadeira alegria, gemendo à espera desse dia final, desse encontro com Cristo que o próprio Paulo anelava.
>
> Temos aprendido a gemer? Tem-nos sensibilizado Cristo ao ponto que podemos contemplar o mal com horror e compaixão, com espírito libertador, com compaixão de realizações em nome do rei que virá? O coração do evangelista é um coração que geme também com a criação. Não é a atitude de um proclamador triunfalista que se limita a gritar ao mundo a falsidade de suas utopias. É o gemido da compaixão, da simpatia, não de uma distância protetora, mas de uma proximidade encarnada. Tampouco é a atitude do comerciante que vê na fome espiritual uma oportunidade de fazer negócio e engrandecer sua tenda. Não! É, para começar, a compaixão que escuta o gemido do mundo. (Escobar, 1979, p. 305, tradução nossa)

As dores de parto que Paulo alegou sofrer são aquelas da era messiânica, imagem que aparece em Romanos 8 e em Gálatas 4: 19. São dores da transição da era antiga para a nova (Dunn, 2003, p. 551).

O gemido da criação também há de nos alertar para os graves problemas ecológicos a que estamos sujeitos e que têm se agravado cada vez mais. Como nós, cristãos, reagimos diante de notícias sobre a contaminação de todos os rios a nossa volta? Que atitudes os industriais cristãos tomam em suas firmas? O pior é que os cristãos muitas vezes são os menos interessados no futuro da natureza e também na sua situação atual. Schaeffer (1976, p. 74) afirma que "os cristãos que creem na bíblia não são chamados simplesmente a dizer que 'um dia' haverá uma restauração completa, mas que pela graça de Deus, sobre o fundamento da obra de Cristo, uma restauração verdadeira pode ser uma realidade aqui e agora".

Além disso, "a encarnação de Cristo nos ensina que o corpo do homem e a natureza não devem ser considerados como coisas de pouco valor" (Schaeffer, 1976, p. 66). No entanto, qual é o cartão de visitas difundido pelos membros das igrejas cristãs nas áreas em que há ainda algo do ecossistema original de nosso país?

O que podemos fazer diante de tais gemidos da criação? Creio que precisamos ouvir com atenção a exortação que nos alerta que

> Quando a igreja reflete passivamente as divisões, o classismo, os prejuízos, o racismo, o autoritarismo, o machismo, o poder do dinheiro, o abuso do poder que se dão na sociedade, ainda que proclame *Cristo é a única esperança*, não representa nenhum sinal visível de esperança. Não há realidade que respalde a grandeza da mensagem verbal. (Escobar, 1979, p. 314, tradução nossa)

Aos gemidos da criação, acrescentam-se outros gemidos: também nós, que temos recebido as primícias (ou seja: a primeira prestação) do Espírito Santo, gememos.

A **segunda dimensão dos gemidos** é, portanto, que os crentes em Cristo também gemem (Bíblia Sagrada. Romanos, 2009, 8: 23-25). O Espírito Santo é descrito por Paulo, aqui, como sendo a "primeira prestação" do que esperamos (Bruce, 1979, p. 138-139). Nós gememos intimamente aguardando a redenção. Fomos salvos, quando aceitamos a Cristo, na firme esperança de alcançar a redenção completa.

A criação e o que crê serão libertados completamente da maldição proferida na queda no pecado, quando experimentarem a plenitude da salvação. A presença em nós do poder do Espírito Santo (o mesmo espírito que ressuscitou Cristo dentre os mortos) nos dá certeza de nossa ressurreição no dia final. A ressurreição de Cristo é a garantia de que a ressurreição do crente ocorrerá. Esse fato nos dá a certeza de que

> esta terra e esta humanidade cheias de injustiça não são a realidade última, e os sistemas humanos desumanizantes, corruptos e alienantes não são a palavra final. Deus está preparando uma realidade diferente. Nem a melhor tecnologia, nem a utopia social mais avançada podem dar-nos uma ideia das dimensões da justiça de Deus às quais faz referência a mensagem bíblica. (Escobar, 1979, p. 313, tradução nossa)

Os dois gemidos que abordamos até o momento, da criação e dos que creem, visam à redenção, porém o gemer da criação e o nosso "ainda não são a garantia do cumprimento. No entanto, quando a eles se junta o agir (gemer) do Espírito Santo, então existe base segura" (Boor, 1967, p. 203, tradução nossa).

Logo, a **terceira dimensão dos gemidos** se acrescenta aos dois primeiros: o Espírito Santo geme (Bíblia Sagrada. Romanos, 2009, 8: 26-27). Deus não deixa a criação e os crentes sozinhos em meio aos sofrimentos e à expectativa pela revelação da sua glória. Pelo que se percebe com o que Paulo diz sobre a obra do Espírito Santo, Deus é "um deus que participa não só de maneira interiorizada ('torcendo por alguém'), mas encarnando-se, vindo a nós, morando em nós, assistindo-nos em nossa fraqueza com gemidos inexprimíveis" (Boor, 1967, p. 203, tradução nossa).

A esperança cristã – não ignorando pressões, problemas, aflições e fraquezas da vida cristã – é "vívida convicção de um poder divino já em ação, de tal maneira que os cristãos nada podem, a não ser confiar que o evangelho é uma realidade presente, de forma que o assunto acerca do futuro também está nas mãos de Deus" (Moule, 1963, p. 37, tradução nossa).

É como Paulo disse em Romanos 8: 39 (Bíblia Sagrada, 2009): "Nada poderá nos separar do amor de Deus que está em Cristo Jesus". Jesus Cristo é a esperança para o mundo, esperança entre os gemidos.

Entretanto, hoje, repensa-se também o relacionamento do homem com a natureza a partir da conscientização do valor intrínseco da vida, em toda a sua diversidade, o que, por sua vez, exige do homem uma ação determinada não apenas pelo interesse, mas também pelo dever. A ação humana sobre a vida encerra uma dimensão ética inequívoca. Esta é também uma ocasião para a radicalização da perspectiva ecológica, por exemplo, através do movimento da "ecologia profunda" (deep ecology) e o extremismo de um ecocentrismo fundado num igualitarismo biocêntrico: toda a vida vale igualmente. Neste sentido, o homem não deverá afetar a vida dos oceanos, sob forma alguma, deixando que os sistemas de autorregulação atuem.

Quaisquer que sejam as motivações que regem a relação do homem com a natureza, o imperativo de proteção dos oceanos é hoje inegável: porque a sobrevivência do homem está cada vez mais ameaçada, porque os oceanos perdem valor econômico, porque a diversidade de vida que eles encerram constitui um valor insubstituível. A proteção dos oceanos, da vida, revestir-se-á de uma dimensão ética, dependendo da natureza da sua fundamentação. Mais do que recorrer ao princípio do desenvolvimento sustentado, que se refere à proteção da natureza como condição da própria sobrevivência humana e da sua qualidade de vida, faremos antes apelo ao princípio do valor intrínseco da natureza, que se refere ao caráter inviolável (sagrado) da vida na pluralidade das suas expressões; ou ao princípio da vulnerabilidade, que se refere à fragilidade do existente e à solicitude de proteção que decorre do seu caráter perecível; ou ao princípio da responsabilidade, que se refere ao dever que temos de cuidar dos bens que não nos pertencem, mas que nos estão confiados, e de que teremos que prestar contas às gerações futuras, num reviver da sabedoria que a "parábola dos talentos" nos transmite. (Neves; Martins, 2001, p. 772-773)

De acordo com o apóstolo Paulo, o único remédio para a miséria humana é a nova criação. A esperança cristã aponta para dimensões pessoais, coletivas e relacionadas ao ecossistema da salvação advinda de Cristo. Nesse caminho para a concretização da esperança, o Espírito Santo agiu e age, não na periferia, mas no centro da obra de Deus. Para concretizar a esperança, é preciso o envolvimento da Igreja e do cristão.

A visão cristã da bioética luta, portanto, pela busca da harmonia entre os seres humanos e o ecossistema. A degradação do meio ambiente ameaça a sobrevivência do homem. *Ecologia* significa "ciência da casa" (*oikos* + *logos*). Desde os anos 1970, o Clube de Roma alerta que "os recursos naturais do planeta são limitados", desafiando ao controle do desenvolvimentismo. Nos últimos decênios, tem-se defendido a necessidade de um desenvolvimento sustentável, algo compatível com o meio ambiente, que evite agressões a este (Fernández, 2000, p. 308).

Nos últimos 40 anos, desapareceram mais florestas do que em toda a história humana, a desertificação atingiu novas regiões mundiais, houve perda de biodiversidade, o mundo tem experimentado alterações climáticas por causa da falta de cuidados ecológicos, manifestam-se fenômenos de chuva ácida, aumentou o buraco na camada de ozônio e tem se proliferado a contaminação das águas (Fernández, 2000, p. 310-313).

A crise ecológica tem suas raízes na falta de respeito à vida e à dignidade humana. Todos os seres humanos – religiosos ou não – são responsáveis pela preservação, pois isso é responsabilidade de todos e o fundamento para uma vida saudável. Todos são chamados a cultivar e a cuidar do jardim do mundo (Bíblia Sagrada. Gênesis, 2009, 2: 15).

Na busca pela recriação da harmonia dos seres humanos com a natureza, é importante adquirir consciência de que

> A crise que experimentamos não é só ecológica, nem se resolve somente de uma maneira técnica. É preciso que haja uma modificação dos valores fundamentais e das convicções de sentido, bem como uma conversão de nossas atitudes vitais e de nossa maneira de viver. Isso deve conduzir a uma modificação da **vontade ilimitada de domínio**, que tem impelido o homem moderno a se apoderar da Terra, e que usa as descobertas científicas e técnicas para garantir o poder do homem e seu desenvolvimento. O crescimento e o progresso têm sido entendidos como aumento de poder do homem. (Fernández, 2000, p. 329, grifo do original)

Os seres humanos precisam voltar a reconhecer que "ao Senhor pertence a terra e tudo o que nela se contém, o mundo e os que nele habitam" (Bíblia Sagrada. Salmos, 2009, 24: 1). Os homens têm agido como se fossem senhores do ecossistema e que tudo existe para o seu domínio. A demolição da fé que relaciona eu, Deus, o outro e a terra como elementos em diálogo e carentes de harmonia relacional tem prejudicado a reciprocidade e o fomento da vida abundante em todos os seus níveis.

Tudo nos estimula a apoiarmos um sentimento de comunidade entre os seres humanos e a natureza. Somos colocados no caminho da reconciliação com o ecossistema.

A crise ecológica, que tem gerado a consciência ecológica no mundo nos últimos 50 anos, trouxe convicção de que

> O homem não está mais fora do mundo e da natureza, mas está "religado": deve se vincular a ela e, dessa forma, ter uma nova compreensão da natureza e de si mesmo. Esse novo paradigma pode se resumir como a "consciência ecológica". O novo marco de interpretação possui uma visão completiva da "ecologia total": que abraça o macro e o microcosmo e todos os âmbitos da vida humana.
>
> Esta consciência manifesta-se em novos conceitos; o pensamento influi na linguagem e essa sobre o pensamento. Com o novo paradigma surgiram novos conceitos. Está sendo gerada uma nova forma de pensar que não é percebida de maneira imediata, mas que penetra "sorrateira", até que, de repente, se mostra à luz do dia. (Fernández, 2000, p. 335)

5.5 Ser humano e alteridade

A alteridade é algo muito significativo para o ser humano. Na presença do outro, o homem consegue descobrir a si mesmo e ser autêntico.

Alteridade é definida como

> 1. natureza ou condição do que é outro, do que é distinto; 2. *fil.* situação, estado ou qualidade que se constitui através de relações de contraste, distinção, diferença [relegada ao plano de realidade não essencial pela metafísica antiga, a alteridade adquire centralidade e relevância ontológica na filosofia moderna (hegelianismo) e especialmente na contemporânea (pós-estruturalismo)]. (Houaiss; Villar, 2001, p. 169)

A alteridade é importante para manter o ser humano conectado com a ideia orientadora da dignidade humana de que todos são seres fundamentalmente importantes em todas as fases de suas existências me merece ter direito à proteção e ao desenvolvimento de suas capacidades humanas. O cristianismo parte da compreensão metafórica da pessoa humana como possuidora de sacralidade (Dabrock, 2015, p. 528-529). Portanto, a lógica cristã faz declarações básicas sobre a imagem de Deus presente em todas as pessoas:

> É no encontro com o seu semelhante, sobretudo e mais profundamente do que no encontro com o ser intramundano, que o Homem realiza a sua alteridade, que não significa oposição, concorrência, mas que, ao contrário, se torna riqueza no encontro positivo com os outros a quem enriquece com a sua própria positividade. Por outras palavras, podemos dizer que o Homem se constitui e se revela como pessoa no encontro com outras pessoas e na unidade que esse encontro estabelece. Nesta estrutura se compreende o valor cristão da caridade, como modo perfeito da relação inter-humana. (Bof, 2001, p. 209)

Você sabe o que o faz verdadeiramente gracioso e único? É a autenticidade. Então, tire suas máscaras e mostre-se às vezes fraco, triste ou oprimido. Isso é humano. Mostre sua vulnerabilidade, essa é a verdadeira força. Se você se mostrar frágil, os outros podem ajudá-lo ao longo do caminho. Para isso, você tem que ser muito corajoso, porque o silêncio é a chave para você mesmo. É somente no âmbito da autenticidade que a alteridade é valiosa. A tentativa fracassada de conseguir o reconhecimento do outro com uma apresentação mentirosa da própria personalidade destrói a possibilidade de uma experiência genuína de alteridade (Martin, 2012, p. 188).

Muitos responsáveis pelo planejamento e pela implementação das políticas públicas não conseguem distinguir minimamente as diferenças entre uns e outros, de modo que impõem os mesmos critérios e as mesmas técnicas de rebatimento sobre toda e qualquer diferença que encontram pela frente.

[...]. Enfim, em um emaranhado de forças e discursos, a experiência da inclusão gera uma agonística capaz de fazer aparecer verdades que criam e mobilizam outras formas de vida dentro dos espaços destinados aos coletivos. O campo empírico, mobilizado pelas lutas geradas nas relações sociais, sempre tem algum espaço para o movimento do outro, dos outros. Ressignificar os movimentos desses outros e entender suas manifestações reativas frente a diferentes tipos de dominação possibilita novas formas de vida para eles e para os mesmos. (Veiga-Neto; Lopes, 2013, p. 121)

O ser humano expressa sua alteridade não em se isolar, mas em se relacionar com os demais seres humanos (Bof, 2001, p. 209). Logo, a alteridade parte da visão de que o outro é padrão para a ética. No rosto do outro, o ser humano se descobre a si mesmo. O outro sempre ensina os limites. A autonomia é, portanto, limitada pela alteridade.

5.6 Superação do vazio existencial individualista e utilitarista

O individualismo tem sido entendido como "tendência, atitude de quem revela pouca ou nenhuma solidariedade e busca viver exclusivamente para si; egoísmo" (Houaiss; Villar, 2001, p. 1606-1607). Tem marcado a sociedade de consumo gerada pelo capitalismo. O extremo do individualismo é a "tese de que o indivíduo tem valor infinito e a comunidade, valor nulo" (Abbagnano, 1982, p. 527).

O utilitarismo defendido pelos liberais ingleses considera a "boa ação ou a boa regra de conduta caracterizáveis pela utilidade e pelo prazer que podem proporcionar a um indivíduo e, em extensão, à coletividade, na suposição de uma complementariedade entre a satisfação pessoal e coletiva" (Houaiss; Villar, 2001, p. 2816). Os utilitaristas estimulavam primeiro a busca da própria felicidade e depois da felicidade dos outros. Aliás, em sentido hedonista, a felicidade dos outros se busca por si só (Privitera, 2001b, p. 1114).

O vazio existencial individualista e utilitarista produz nos seres humanos exatamente o contrário do que temos sublinhado ao falarmos sobre o cuidado com quem que sofre, a compaixão e a importância da alteridade para encontrarmos a própria identidade.

> Viver em sociedade poderia identificar-se com a possibilidade de melhor atingir a felicidade própria, mas nada impediria a tentativa de se procurarem outras modalidades de conseguir uma vida ainda mais feliz.
>
> Mas, se se desse à moralidade, como único objetivo, o tornar mais digna de se viver a permanência dos seres humanos na Terra, então nunca se daria uma perspectiva do todo, sempre ou até às últimas consequências aceitáveis.
>
> Tornar mais agradável este Mundo pode considerar-se objetivo da vida moral apenas secundariamente, ou, então, ao nível do comportamento que visa à realização de valores não morais, mas o objetivo primário da vida moral deverá ser considerado sempre o tender para a realização do valor moral da própria bondade interior ou da vida espiritual de que fala precisamente Lc 9.24. (Privitera, 2001b, p. 1115)

Em Lucas 9: 24, Jesus Cristo ensinou: "Pois quem quiser salvar a sua vida perdê-la-á; quem perder a vida por minha causa, esse a salvará" (Bíblia Sagrada, 2009).

Por outro lado, novas abordagens sociológicas apontam para a necessidade de analisar a relação entre indivíduo e sociedade e trazem inclusive o surgimento de um indivíduo híbrido. Os indivíduos não são marionetes (Schroer, 2017, p. 433-434). Por muito tempo, a abordagem se limitou à reflexão sociológica sobre a relação entre indivíduo e sociedade, começando com a superação da liberdade ou da necessidade (Schroer, 2017, p. 436).

A parceria entre os indivíduos e o respeito pela dignidade da pessoa e sua autonomia são essenciais para a superação do vazio existencial individualista e utilitarista (Neves; Soares, 2018, p. 17). A deontologia médica trabalha cada vez mais intensamente a questão da identidade do paciente como pessoa (Neves; Soares, 2018, p. 9-11).

É por isso que o problema da inclusão e da exclusão tem indiscutivelmente uma dimensão ética, pois está em causa o respeito pela dignidade e liberdade humana. É evidente que

> A ética é a ciência dos comportamentos. [...]. Se o tradicionalismo ético privilegiava os conhecidos e os amigos, se o utilitarismo ético até defendia que "o Inferno são os outros" (como na *Huis clos* de Jean-Paul Sartre, em 1943), o personalismo ético impõe-se como o único sistema que respeita plenamente a pessoa humana na sua dignidade e liberdade.
>
> A inclusão é um direito indispensável. [...]
>
> Na sociedade atual estão permanentemente em confronto a exclusão e a inclusão. Lamentavelmente, porque se perdeu o sentido do outro, a exclusão tornou-se muitas vezes numa cultura. [...].
>
> Poderá dizer-se que nas relações humanas o amor tem o primeiro lugar. É preciso, porém, definir o que é o amor. Ajuda-nos nisso Erich Fromm (A Arte de Amar, 1956), quando diz que amar é "sair de si próprio para ir ao encontro do outro, na preocupação de o

fazer feliz". O outro pode ser o conterrâneo, mas pode ser também o estrangeiro. Só se ama de verdade quando se pretende dar ao outro a felicidade a que se tem direito. (Pinto, 2018, p. 311-312)

A exclusão é um comportamento frequente no campo da saúde. Muitos idosos e doentes terminais são abandonados em hospitais, por vezes pela própria família. O existencialismo individualista e utilitarista não vê nenhuma utilidade em pessoas que se encontrem nessas condições; são apenas um estorvo para a vida dos demais.

Nesse contexto, são importantes de ser relembrados o respeito à dignidade de cada pessoa; a plena igualdade no acesso aos cuidados e aos medicamentos; o tratamento com a maior qualidade; o dever de cuidar mesmo de quem não se possa curar; o respeito pelo direito de recusar o tratamento. Defende-se que o ser humano "não tem apenas uma saúde física e mental, mas que a estas estão ligadas também a saúde psicoafetiva, a cultural, a social e, finalmente, a indispensável saúde espiritual e religiosa" (Pinto, 2018, p. 320).

SÍNTESE

Neste quinto capítulo, vimos que o diálogo da bioética interage com a teologia e a filosofia moral. A primeira auxilia a sociedade a respeitar o pluralismo da bioética, bem como promove a solução de conflitos entre os valores em jogo.

O debate sobre o ser humano e a sacralidade da vida se agudiza quando se trata da utilização de embriões e das intervenções genéticas sobre eles. A teologia acentua o lado positivo da existência humana e que a confiança em Deus anda junto com a defesa da autonomia do ser. A fé defende a existência de um contexto fundamental de liberdade para o ser humano.

Vimos que o envolvimento da teologia com a saúde está relacionado ao cuidado com aquele que sofre, o que exige compaixão. O cristianismo, com sua ênfase no sofrimento de Cristo e sua ressurreição, se constituiu no fundamento da pastoral da saúde. Os cristãos, no decorrer da história, cuidavam dos doentes, dando a vida por eles, e essa obra da solidariedade foi elemento de grande atração para a religião cristã, que se tornou conhecida pela luta contra o infanticídio, o feminicídio e o aborto.

Por outro lado, o cuidado de si mesmo é condição para o cuidado dos outros na área da saúde. O amor a si próprio é pressuposto para o amor ao outro. Para amar, é necessário conhecer a si mesmo, bem como cuidar de si. Quem não se cuida quebra a relação consigo mesmo e experimenta diluição e perda de identidade.

Na sequência, tratamos da visão da bioética sobre a natureza, que considera fundamental uma relação harmônica do homem com o meio ambiente. A afirmação da responsabilidade com o ecossistema faz parte do espectro da busca do bem dos seres humanos. A teologia sublinha que a esperança do cristão não é individualista, pois aponta para a restauração da criação e do ecossistema. O relacionamento do homem com a natureza é repensado com a conscientização do valor intrínseco da vida em toda a sua diversidade.

A visão cristã da bioética luta, portanto, pela busca de harmonia entre os seres humanos e o ecossistema. Somente um desenvolvimento sustentável coaduna com isso. A crise ecológica surge da falta de respeito à vida e à dignidade humana.

Abordamos, ainda, como a demolição da fé que relaciona eu, Deus, o outro e a terra como elementos de diálogo e carentes de harmonia relacional tem prejudicado a reciprocidade e o fomento da vida abundante em todos os seus níveis. Somos todos desafiados a nos colocar no caminho da reconciliação com o ecossistema.

Nesse contexto, o caminho da alteridade é muito significativo para o ser humano. Na presença do outro, o ser humano se redescobre, bem como reaprende a ser autêntico. É somente no âmbito da autenticidade que a alteridade é valiosa.

Por fim, vimos que o ser humano merece ter direito à proteção e ao desenvolvimento de suas capacidades humanas. Na alteridade, o outro se torna padrão para a ética. A autonomia é limitada pela alteridade. O individualismo é fruto do esvaziamento da alteridade e da comunidade. O vazio existencial individualista e utilitarista precisa ser vencido pela parceria e pelo respeito à dignidade da pessoa e a sua autonomia.

Logo, amar é ir ao encontro do outro. A exclusão do doente precisa ser vencida na sociedade atual, com o respeito pela dignidade do outro e pela plena igualdade entre os cidadãos.

Atividades de autoavaliação

1. A alteridade pode ser definida como "natureza ou condição do que é do outro, do que é distinto" ou "situação, estado ou qualidade que se constitui através de relações de contraste, distinção, diferença" (Houaiss; Villar, 2001, p. 169). Assinale a alternativa que não promulga os valores apregoados pela alteridade:
   a] Autenticidade, sem a qual é impossível ter uma verdadeira ideia e experiência de alteridade.
   b] Dignidade, que assegura o direito de todos à proteção e ao cuidado.
   c] Isolamento, que permite a visualização da vulnerabilidade e da necessidade de proteção.
   d] Vulnerabilidade, com a qual o ser se torna mais acessível.
   e] Caridade, que demonstra um efeito positivo da relação inter-humana.

2. Sobre o individualismo, é correto afirmar que:
   a] depreende das relações com o outro que visam à felicidade de si mesmo e, em consequência, à do outro.
   b] é uma supervalorização de si mesmo e é marcado pela sociedade de consumo.

c) traz uma reflexão da sociedade que culmina na individualidade de cada ser, buscando a igualdade.
d) produz um vazio existencial, pois foca no outro a realização de si mesmo.
e) almeja o bem comum por meio do cuidado individual.

3. Na relação da bioética com o ecossistema, é correto afirmar que:
a) não há consenso sobre o tema entre os especialistas.
b) não há responsabilidade sobre atos voluntários e involuntários.
c) ocupa-se do cuidado com o ser humano e seus direitos.
d) reforça que a vontade livre do ser humano precisa voltar-se ao seu cuidado.
e) não há reflexão suficiente para fundamentar e defender ações de cuidado.

4. Assinale a alternativa correta a respeito do surgimento da bioética:
a) As ideias teológicas começaram a influenciar a bioética uma década depois de seu início e trouxeram contribuições importantes no campo da moral.
b) A ética deixou de ser propriedade e decisão do médico, passando a ser também do paciente.
c) A autonomia do paciente passou a ser suprema a todas as possibilidades.
d) A teologia é a ciência norteadora de todo o processo e deve ser a principal fonte biomédica.
e) A tomada das decisões passou a ser propriedade exclusiva da família.

5. O apóstolo Paulo afirmou que a criação "geme", aguardando sua redenção. Sobre esse pressuposto, marque V para as afirmativas verdadeiras e F para as falsas:

[ ] Uma das dimensões referentes à criação está ligada ao ecossistema.

[ ] A consciência ecológica contraria os princípios pregados por Paulo.

[ ] A terra está amaldiçoada e, portanto, colhe os frutos do pecado. Por isso, sua destruição pelo ser humano é necessária para que venha a restauração.

[ ] A esperança cristã de restauração não é individualista, pois compreende toda a criação.

[ ] A esperança cristã se dá pela conversão, quando passa a aguardar a plena restauração.

6. Agora, assinale a alternativa que contém a sequência correta:
A] F, V, V, V, F.
B] V, F, V, V, F.
C] F, V, F, F, V.
D] V, F, F, V, V.
E] F, V, F, V, V.

Atividades de aprendizagem

Questões para reflexão

1. O que difere o sofrimento da dor? Qual a contribuição do evangelho de Cristo para a compreensão cristã do cuidado com o que sofre?
2. Por que o cuidador deve estar bem consigo mesmo para que possa cuidar de outros?
3. Em sua opinião, as concepções de individualismo e utilitarismo estão de acordo com os temas abordados anteriormente no livro, como compaixão e alteridade? Por quê?

Atividade aplicada:
1. Faça uma pesquisa na internet e em revistas, artigos e livros sobre a seleção de embriões para fertilização *in vitro*. Na sequência, responda às seguintes questões:
   A] Como se dá o processo de seleção de embriões?
   B] O que é feito com os embriões não utilizados?
   C] Em sua opinião, por que a Igreja Católica acredita que a seleção de embriões pode legitimar o infanticídio e a eutanásia?

BIOÉTICA E DIREITOS HUMANOS

O direito e a bioética "não são realidades separadas, mas vivem em uma relação dialética" (Byk, 2015, p. 56). A bioética acaba introduzindo um debate público ao qual é conferida uma dimensão política (Byk, 2015, p. 65).

À luz da experiência europeia sobre a participação das igrejas e das religiões no debate bioético, pode-se sublinhar que a secularização tem modificado sua influência e a capacidade de "se fazer escutar por seus interlocutores" (Byk, 2015, p. 73-74).

6.1 Dignidade humana

A bioética dedica-se a fundamentar a "dignidade da pessoa, antes mesmo que a defendê-la" (D'Agostino, 2006, p. 186). A ética da dignidade vê como sua tarefa fornecer uma razão à própria existência. Assim, "a norma fundamental da bioética é, portanto, a defesa da identidade" (D'Agostino, 2006, p. 192).

A defesa da identidade é certamente preocupação primeira do direito. Isso significa a "tutela do direito a um patrimônio genético não manipulado" e direito como ser vivo no ecossistema. Não se pode também alterar nem pôr em risco a identidade de outros, "tanto vivos (por exemplo, por meio da comercialização de órgãos) quanto futuros (recai certamente sobre essa hipótese a proibição da clonagem)" (D'Agostino, 2006, p. 194).

Nesse contexto, a bioética visa à racionalização dos processos decisórios que incidem sobre a pessoa humana, para a valorização e a preservação da dignidade humana. Por vezes, a ética clínica propõe decisões contrárias "à norma jurídica, tal como no caso de eutanásia ativa praticada por ideal ético de evitar o sofrimento", bem como há situações não resolvidas no campo do direito, "como foi o caso, no início da década de 1980, com as novas técnicas de reprodução" (Byk, 2015, p. 57).

É crucial que a bioética preserve a dignidade humana e jamais a utilize, bem como a teologia ou a religião, "para justificar 'o massacre dos inocentes'" (Byk, 2015, p. 67).

O conceito de *dignidade* requer uma constante redefinição. Vejamos:

> É em nome da dignidade humana que a bioética consegue – às vezes! – dizer um não, inclusive naqueles casos em que está ciente da inutilidade de sua negativa para alterar o rumo dos fatos. E quanto menos consegue alterar esse rumo, mais as razões essenciais que fundamentaram a negação parecem indeterminadas, ambíguas ou problemáticas. Em outras palavras, a bioética parece não querer, ou talvez não poder adotar outra linguagem que não a da dignidade, mas ao mesmo tempo parece ter consciência de que essa linguagem requer contínuas e extenuantes revisões que, segundo algumas opiniões, parecem até mesmo desencorajadoras. (D'Agostino, 2006, p. 74)

As práticas de caráter bioético são legitimadas pelo valor ético da dignidade humana, mesmo que haja controvérsias sobre o conceito (D'Agostino, 2006, p. 75-76). A bioética tem uma "qualidade relacional" (D'Agostino, 2006, p. 78) e "nos ajuda a reacender com renovadas forças e novas perspectivas – e não certamente a abandonar – aquele discurso sobre a moral que parecia exaurido na especulação do século XX" (D'Agostino, 2006, p. 82). A atenção à qualidade de vida é fruto da melhoria global ocorrida, ao menos no Ocidente, a partir dos anos 1950. Com a resolução dos conflitos mundiais, começou-se a promover uma cultura da paz e a investir em assistência à saúde, bem como em medicina preventiva. Houve e há, portanto, uma crescente busca por uma melhor qualidade de vida, marcada pela "vontade 'de respeito'" (Leone, 2001d, p. 947-948). A medicina que se ponha a serviço da saúde plena pode ser concebida como *paideia* (conceito grego que enfatiza educação e formação ética):

> Formação global do homem; aponta para o ótimo, para o perfeito, para a consecução do máximo, mesmo da parte dos menos dotados, tendendo para a satisfação não só das necessidades carenciais, mas também das **evolutivas**; é psicossomática em sentido duplo, dado que aponta para o bem-estar da psique e serve-se do potencial energético da psique; é **holístico**, enquanto se ocupa globalmente do Homem todo: alimentação, higiene, educação física, desporto, eurritmia de vida, equilíbrio de trabalho intelectual e manual, eros, tempo livre; é ecológica, no sentido de que não trata o Homem isoladamente, mas inserido no seu contexto ambiental, social, interpessoal e estético; é **autoterapêutica** (ao contrário da medicina "heteroterapêutica", mais tradicional), enquanto responsabiliza o paciente pela gestão da sua saúde; é paritária (igualitária), estabelecendo uma relação diferente, entre paciente e médico, em que este não se sobrepõe de modo paternalístico ao primeiro; é diacrônica, enquanto não se limita a uma única intervenção especializada, mas segue o Homem "biograficamente", no curso da sua existência. Está para a medicina episódica como a direção espiritual está para a confissão; é **oligofarmacológica**, reduzindo ao mínimo o consumo de fármacos, para valorizar os

recursos próprios do organismo; é **revigorante**, pois tende para a superação de si mesmo, dos seus limites, das suas deficiências: medicina da coragem contra uma medicina do medo.

[...] O esforço pela qualidade de vida é demasiado grande, para ser delegado exclusivamente numa medicina diferente, mas também é verdade que esta constitui uma etapa essencial e inevitável da consecução dessa qualidade. (Leone, 2001d, p. 947-948, grifo do original)

Na abordagem dos referenciais, fica claro que "a ausência do tu não representa apenas uma grave perda, é uma impossibilidade para o meu **próprio ser**: sem o outro eu não seria. O meu eu é construído por meio do eu do outro" (D'Agostino, 2006, p. 84, grifo do original). Isso foi abordado ao tratarmos da dimensão da alteridade e sua importância. "O tu é uma **constante presença** que exige escuta e respeito". O dever do ser "adquire, na perspectiva da relacionalidade, um frescor absolutamente novo". Ser com os outros "torna-se o horizonte último e intransponível da normatividade" (D'Agostino, 2006, p. 84-85, grifo do original).

Apenas uma consciência que sabe e que não teme saber (e a ciência é o mais formidável sistema estruturado de saber que os homens tiveram condições de articular em sua história) pode ter condições de, a partir do que sabe, meditar, avaliar, apreciar, estigmatizar e, finalmente, decidir. Uma consciência que se recuse ou se subtraia ao conhecimento só poderá cair na lógica perversa do **preconceito**. É por isso que o conhecimento é sempre em si mesmo, intrinsecamente, **ético**: não porque o homem culto tenha mais **valor** do que o inculto, mas porque a motivação para o saber é uma forma de expressão da dignidade humana (mesmo que, naturalmente, de modo não exclusivo: outras motivações, como, por exemplo, a beleza, apresentam igual potencial de expressão).

[...]. É necessário que a genética incorpore as razões profundas da bioética, entendida não apenas como mera reflexão dirigida à solução dos "casos difíceis" ou até "trágicos" que o progresso da biomedicina torna cada vez mais numerosos e complexos, mas como critério de sentido que justifica, que torna plausível, a pesquisa científica e as suas aplicações para o homem. A "sabedoria suficiente" que irá legitimar a manipulação dos genes deve, consequentemente, ser vista como aquela sabedoria que permite responder, de maneira adequada, não apenas à pergunta sobre o **como se deve agir**, mas principalmente à pergunta sobre o **por que** agir. E responder à pergunta sobre o **como**: esta resposta pode ser formalizada; a outra, não. Quando se responde a alguém que pergunta sobre o **porquê** de uma ação, não é possível limitar-se a indicar o grau de eficácia dessa ação, a previsibilidade dos seus efeitos, a sua economicidade ou o grau de gratificação que será obtido pelo agente. É necessário, ao contrário, indicar sob qual perfil a ação será considerada propriamente **humana**, ou seja, qual será a sua **dignidade intrínseca**. Se a bioética impôs-se com tanta força à atenção do mundo em que vivemos, é justamente porque graças a ela voltou a expressar-se, em todos os âmbitos da pesquisa biomédica e tecnológica, essa profunda vocação do agir humano que exige receber uma justificativa **propriamente humana**. (D'Agostino, 2006, p. 102-103, grifo do original)

A dignidade humana também significa a dignidade do corpo do ser humano, o que se manifesta no visível e no sensível e justifica "os processos de intervenção médica para a melhoria das relações entre os homens". O corpo é tido como significante da "identidade e unicidade de cada pessoa humana". É o lugar das sensações e do sentimento, que delimita o espaço exato das opções éticas fundamentais (Quattrocchi, 2001, p. 695).

O conceito de *corpo* traz consigo graus de complexidade: "A medicina pode aproximar-se do corpo orgânico, a psicanálise, do corpo psíquico, as ciências humanas e a filosofia, do corpo simbólico, mas nenhum ponto de vista pode pretender esgotar a totalidade do evento corpo, que supera sempre todas as formas de reducionismo" (Quattrocchi, 2001, p. 695).

Na prática médica, deve-se concretizar o princípio da autonomia, para, assim, garantir a liberdade de opção de cada um. O elemento preventivo deve desempenhar um papel prioritário, relativamente à própria saúde e ao próprio corpo. É necessária a tomada de consciência das estruturas físicas hereditárias. O princípio de veracidade deve ser o vínculo entre médico e paciente, em uma relação de aliança autêntica. "Recorde-se que cada um tem uma história que vai sendo integrada na anamnese e um corpo 'muito seu' que deve ser conhecido e respeitado, porque a máscara – primeiro significado etimológico de pessoa – que se mostra ao Mundo só poderá ser bela se também for verdadeira" (Quattrocchi, 2001, p. 696).

É necessário que os direitos fundamentais sejam garantidos "pela universalidade da solidariedade ética, objeto último das preocupações ou da invenção da bioética" (Quattrocchi, 2001, p. 697).

Faz parte da valorização da dignidade humana o acompanhamento da agonia e dos últimos dias da vida. O chamado a servir os doentes, os deficientes, os idosos e os moribundos com carinho ilustram a solidariedade e a dignidade humana. Muitos têm medo e ansiedade diante dos momentos finais de vida. É importante que os que assistem o doente "não projetem nele os seus medos em relação à morte". Quando os cuidadores acompanham uma pessoa em situação terminal, é importante que "compreendam os sinais, as mensagens e as intuições que ela nos quer transmitir" (Attard, 2001, p. 6).

O paciente tem o direito de participar na comunicação sobre a sua doença e na terapia a adotar. Há falta de ética quando o médico não fala com a pessoa ou quem a represente. Essas pessoas têm de ter convicção de que o médico não os abandonará quando o diagnóstico revelar uma doença incurável. "Muitas vezes, os moribundos manifestam um grande desejo de morrer, não porque queiram morrer, mas, sobretudo, por se sentirem desprezados ou abandonados pelos familiares" e pelo pessoal de saúde (Attard, 2001, p. 7).

Quem acompanha uma pessoa que está por morrer pode criar um ambiente digno. A pessoa deve morrer em um ambiente conhecido e entre familiares, sem ansiedade nem angústia. À cabeceira do moribundo, o acompanhante pode ajudar o moribundo a "encontrar, nas profundezas da sua alma, a fortaleza e a coragem de morrer com dignidade". No entanto, "não há nenhum poder humano em condições de aliviar totalmente a angústia da pessoa moribunda que está a separar-se de todas as pessoas amadas" (Attard, 2001, p. 9).

Os princípios éticos fundamentais constitutivos da bioética, comuns a todas culturas e sociedades, têm sido assim resumidos:

1] **Respeito pela autonomia** – o princípio de que se deve dar a um indivíduo racional liberdade de tomar decisões, sem repressão externa indevida.

2] **Justiça** – a existência a exigência de tratamentos justos, morais e imparciais dos doentes.

3] **Beneficência** – a obrigação de tratar os outros de acordo com seus melhores interesses.

4] **Não prejuízo** – "Não faça mal aos outros em primeiro lugar" (como o juramento de Hipócrates). (Collins, 2007, p. 247, grifo do original)

O ser humano cresce em meio às experiências de sofrimento e solidariedade. Bonhoeffer (citado por Collins, 2007), pouco antes de seu martírio por parte do nazismo, escreveu que "tempo perdido é aquele em que não temos uma vida humana por completo, tempo enriquecido pela experiência, pelos esforços criativos, pelo prazer e pelo sofrimento" (Bonhoeffer, citado por Collins, 2007, p. 55).

6.2 Limites da manipulação da vida

No campo da reprodução assistida, tem-se convivido com a despersonalização do ato gerador humano, o que empobrece o significado da geração, baseada em completa privacidade. A dependência passa a ser basicamente tecnológica.

> No aspecto estritamente ético, a escolha de doar gametas é geralmente justificada ressaltando-se a generosidade e o altruísmo. Todavia, para operar uma avaliação ética adequada desse gesto, é certamente necessário refletir em profundidade sobre o que é doado: não é uma coisa, não é mero material biológico, mas sim células germinais, uma parte essencial, portanto, da própria identidade, aquela parte que será transmitida ao filho trazido à vida por meio da reprodução assistida e que ativará inevitavelmente nele – esteja ou não consciente disso o doador – ligações psicológicas com o seu progenitor genético (igualmente não deve ser excluído que até mesmo no doador podem ativar-se problemas psicológicos em referência aos possíveis filhos nascidos graças à doação dos seus gametas). Esses tipos de problemas, embora menos relevantes no quadro geral da reprodução assistida, não podem ser banalizados nem ignorados. (D'Agostino, 2006, p. 157)

É irrecuperável, portanto, parte da identidade desse filho, a qual lhe é tirada pelo procedimento tecnológico. Ele jamais conhecerá seu pai. O que se reafirma é que o embrião humano tem uma vida que deve "ser reconhecida **inviolável** e **não**

instrumentalizável por nenhum fim externo" (D'Agostino, 2006, p. 160, grifo do original).

A genética deixou de ser uma ciência teórica nos anos 1970, tornando-se uma ciência manipulativa. Surgiram a manipulação genética e a biotecnologia. São criados órgãos a partir de animais. Em 1997, a Convenção Europeia de Bioética declarou que "o estudo da base hereditária da pessoa só poderá ser realizado para fins preventivos, diagnósticos ou terapêuticos, vedada a modificação do genoma da descendência" (Fernández, 2000, p. 192). Nessa área, *legitimidade* não significa *ausência de limites*.

O respeito à vida e à integridade do embrião humano é questão central na abordagem dos limites da manipulação da vida. Está claro que "nenhuma utilidade social ou científica e nenhuma motivação ideológica jamais poderá motivar uma intervenção no gene humano que não seja terapêutica" (João Paulo II, citado por Fernández, 2000, p. 195).

> Se nada pode obstaculizar o "dom da vida" [...] poder-se-á analogamente afirmar que nada deve pôr obstáculos ao **dom da morte**? Provavelmente sim, desde que isto não contraste com o direito inalienável à vida que cada agonizante, cada doente terminal, cada deficiente, cada ancião possui.
>
> Por isso, não se pode pôr nenhum obstáculo à morte inevitável, pois interferir nela seria apenas um penoso prolongar da agonia. Haverá mortes que são dom não somente enquanto "libertação" da dor ou de um estado de sofrimento prolongado, mas também como verdadeira *eu-thanasia*, isto é morte "boa" que constitui o epílogo de uma vida terrena vivida na sua plenitude. Se o Homem não pode ser árbitro da sua vida nem da alheia, também não poderá sê-lo da morte, quando esta, como acontecimento já tornado inevitável, se vislumbra no horizonte. A costumada distinção entre "meios proporcionados" e "desproporcionados" conserva o seu

valor imutável, mas deve ser levada conscientemente às últimas consequências. Só assim se evitarão viagens tão inúteis como penosas de esperança, impingimentos quimioterápicos com danos muitas vezes superiores aos benefícios, mortes hipermedicadas, numa confusão de catéteres, sondas e drenos.

[...]. O "acompanhamento na morte", de que hoje se fala, precisa de tempo, atenção e uma avaliação diferente da própria morte.

Nesta visão, a qualidade da morte, de uma morte verdadeiramente humana, torna-se o melhor prelúdio da definitiva "qualidade da vida" de que a expressão terrena é apenas espera no sinal da esperança, uma ponte entre a vida do tempo e a da eternidade, entre o antes e o depois de cada existência humana. (Leone, 2001d, p. 950-951, grifos do original)

Tudo deve ser feito para evitar qualquer alteração na identidade genética dos seres humanos. "A humanidade corre sérios riscos de mutações genéticas... que afetarão não apenas os seres que são objeto dessas transformações, mas também as gerações futuras". Por outro lado, deve-se evitar que "os dados médicos relativos às pessoas, especialmente os contidos no genoma, sejam explorados publicamente em prejuízo delas" (João Paulo II, citado por Fernández, 2000, p. 197). O cuidado em proteger a evolução futura do genoma humano é importantíssimo. De uma maneira especial, evitar o desequilíbrio ecológico que poderia ser desencadeado pela disseminação de bactérias geneticamente modificadas é responsabilidade prioritária da ciência (Fernández, 2000, p. 200-201).

Na abordagem da saúde humana, é necessária a clareza de que a maioria das doenças não é de ordem genética, mas depende de fatores ambientais ou do tipo de vida adotado pelas pessoas. O Projeto Genoma defende que "conhecer a base genética da qual se originam as doenças hereditárias é um caminho necessário para seu tratamento posterior" (Fernández, 2000, p. 205-207).

Há hodiernamente consciência da "necessidade de mecanismos legais capazes de prevenir, mediante rigorosas combinações penais, o mau uso e os inevitáveis riscos de abuso desse conhecimento" (Fernández, 2000, p. 208). O que necessitamos é uma humanização dos relacionamentos, o incremento dos conceitos éticos e dos canais educativos, pois esse é "o verdadeiro caminho para que o homem do futuro seja melhor, embora não o 'homem ideal' sonhado por uma eugenia, no fundo, profundamente ingênua" (Fernández, 2000, p. 208).

Já no início da biologia molecular e da bioética, temia-se pela "autodestruição", pela "destruição das futuras gerações" e pelo "suicídio da humanidade" (Hossne, 2010, p. 94). Há nisso o medo de se cair na ditadura de uma era genômica? "Cada vez mais, o homem modifica o próprio homem!" (Barbas, 2007, p. 130). Assim, constitui-se uma época de grande crise para os seres humanos. Em cada caso concreto, busca-se a razão de ser para preservar a dignidade do ser humano (Barbas, 2007, p. 162-163). Vive-se cada vez mais a perspectiva da perda da identidade do homem (Barbas, 2007, p. 165).

> Uma das fraquezas da nossa civilização consiste na visão inadequada do próprio homem. A época atual é, sem dúvida, uma época na qual muito se escreveu e falou a propósito da pessoa, o período do humanismo. Contudo, paradoxalmente, é, também, a fase das mais profundas inquietações e angústias do homem a respeito do seu próprio ser e do seu destino, o período do retrocesso do homem a níveis anteriormente inimagináveis, a época da violação de valores humanos em moldes jamais vistos anteriormente.
>
> A concepção da pessoa nunca tinha sido **desmantelada** nestes moldes. Poderá a pessoa subsistir **imaculada** nesta total perda de princípios, valores e certezas? [...]. No novo contexto científico e cultural possibilitado pela biotecnologia em que o próprio

significado da pessoa se encontra um tanto ou quanto diluído, é cada vez mais atual e pertinente a tendência para se adiantar diferentes concepções da pessoa. (Barbas, 2007, p. 165, grifo do original)

A pessoa humana é reconhecidamente o único ser com capacidade e direito de autodeterminação. "O ser humano, ainda que integrando inteiramente a organização genômica, está em constante relação de abertura universal. [...]. É um ser em permanente construção"; é dotado de autonomia e de capacidade racional, o que lhe concede a "faculdade de se autodeterminar, e deste modo, subir à ponte da barca da sua existência e tomar conta do leme do próprio destino" (Barbas, 2007, p. 173).

O universal encontra-se presente em cada pessoa, na medida em que esta revela, traduz a sua pertença à Humanidade. É necessário tentar concatenar o universal com o singular, constituindo uma dimensão da pessoa irredutível a qualquer outra pessoa. A riqueza da Humanidade assenta na unidade da espécie humana e na diversidade de cada um dos membros que dela fazem parte. A pessoa é um ser único, indivisível e irrepetível. [...]

A integridade do genoma humano participa na dignidade da pessoa. Portanto, o respeito incondicional pela integridade de cada genoma traduz, de modo especial, o respeito pelo indivíduo. Simultaneamente, o desrespeito pela integridade genômica da pessoa implica o desrespeito pela dignidade sublime do ser humano. (Barbas, 2007, p. 174-175)

Causa estranheza quando se considera "os nascituros, as crianças até uma certa idade, os indivíduos senis ou que se encontrem em coma e os doentes mentais" como não possuidores da categoria de pessoa, distinguindo-se ser *humano* de *pessoa humana* (Barbas, 2007, p. 179).

Limitar o conceito de pessoa apenas ao "ser dotado de consciência, ou de estados psíquicos etc., não se configura, de modo algum, como sendo a solução mais idônea. Com efeito, esta vã tentativa de definição conceitual circunscreve-se a um atributo que não é, em sentido próprio, essencial". Desse modo, pessoas são excluídas por não terem atributos definidos por alguns como fundamentais (Barbas, 2007, p. 182).

A defesa dos direitos dos nascituros é algo que "transcende a própria personalidade", visto que serão autônomos somente fora do ventre materno. Os seus direitos devem ser protegidos, mesmo que ainda não tenham autonomia. O embrião deve ser considerado pessoa antes do parto. Da mesma forma, o demente, o senil, aquele em estado de coma. Todos possuem titularidade de direitos (Barbas, 2007, p. 183-184).

Hoje, já há casos de fetos de 500 gramas que têm a sobrevivência viabilizada, por isso é difícil estabelecer quando alguém deveria ser considerado uma pessoa (Barbas, 2007, p. 185). Também o conceito de morte passou por grandes discussões, visto que, "ao longo da História, já se chegou à conclusão que os segmentos de um organismo não morrem todos simultaneamente" (Barbas, 2007, p. 187).

Barbas (2007, p. 188) defende que, "quando se destrói um embrião, elimina-se alguém, e não apenas uma coisa". É impossível fixar com exatidão quando o cérebro começa a funcionar (Barbas, 2007, p. 189). A solidariedade ontológica exige que "o genoma humano não possa ser tratado como uma coisa qualquer" (Barbas, 2007, p. 194).

As várias técnicas de reprodução assistida extracorporais e intracorporais bem como de inseminação artificial levantam uma série de questionamentos no campo bioético. Por outro lado, à medida que se passou a estudar a inteligência artificial, considera-se a própria inteligência humana como algo capaz de se reproduzir e imitar. Os defensores dessa concepção argumentam que futuros robôs poderiam ser futuramente dotados de consciência, e, assim, considerados pessoas e ter direitos civis (Compagnoni, 2001, p. 1130). Tais estudos, portanto, referem-se "à possibilidade de se construir um computador que reproduza o pensamento humano ou seja capaz de desenvolver um comportamento inteligente" (Japiassú; Marcondes, 2006, p. 149).

6.3 Justiça na distribuição de recursos da saúde

A distribuição dos recursos da saúde é um dos problemas éticos mais importantes para a medicina. Essa distribuição deve seguir:

- o princípio da necessidade, quando se manifestar;
- o princípio da equidade, na proporção das respectivas necessidades. Deve obedecer a níveis quantitativos e qualitativos (Borgonovi, 2001, p. 318-319);
- o princípio da justiça, baseada na imparcialidade e na dignidade do ser humano, abandonando o ponto de vista do egoísmo.

No campo da bioética, interessam os princípios da justiça distributiva. Cada pessoa tem de "ser compreendida em relação com as demais. A dignidade de cada pessoa pressupõe a de todos os outros" (Miranda, citado por Barbas, 2007, p. 501). O acesso aos meios de tratamento, de diagnóstico e de cuidados deve ser um direito de todos, e cabe ao Estado prover o acesso igualitário de todos os cidadãos.

A sociedade deve investir para conhecer as causas de certas doenças, desenvolver vacinas e terapias de apoio, investir na medicina intensiva e nas transplantações de órgãos. Assim, pode-se identificar as doenças prioritárias e os critérios a usar para tomar decisões. As questões emergentes demonstram a necessidade de conhecimentos empíricos mais pormenorizados de sabedoria experimental adequada e de capacidade de julgamento, porque

é necessário identificar e quantificar os valores e os não valores concorrentes. Mas, mesmo que estes pressupostos devessem ser postos da mesma melhor maneira possível nesta área operativa, há sempre zonas cinzentas e, com elas, espaços de juízo discricionário. Em geral, pode-se dizer que é mais fácil alcançar o consenso sobre o que é seguramente injusto, do que acerca daquilo que, hic et nunc, se deve considerar justo. (Witschen, 2001, p. 622)

A justiça nos deve levar a dar a cada um o que lhe é de direito. A aplicação da justiça no campo da bioética requer uma nova mentalidade com vistas à promoção humana. A garantia da vida para todos, em toda a parte e em todas as circunstâncias, deve tornar-nos solidários a todos os organismos, movimentos, associações e a todos os grupos que expressem uma avaliação positiva sobre a vida.

O cristão luta pela vida, fortalecendo o fraco e o oprimido, para a **prevenção** e o **tratamento**, para a vivência de uma existência digna. Assim, estendem-se as novas aquisições do mundo moderno a todos os seres humanos. A justiça faz que o espírito da lei se traduza em viver bem, "tornando possível a coexistência e a solidariedade entre os povos, e projeta-se em programas de paz" (Lipari, 2001, p. 1148).

6.4 Mapeamento genético e privacidade

O Comitê Nacional pela Bioética da Itália definiu *terapia gênica* como "a introdução em organismos ou células humanas de um gene, ou seja, um fragmento de DNA, que tem o efeito de prevenir e/ou curar uma condição patológica" (D'Agostino, 2006, p. 103). A terapia está ligada, portanto, à cura de doenças hereditárias. O que preocupa é que "não podem ser previstos os efeitos de uma terapia gênica germinal no desenvolvimento do indivíduo e de sua descendência", sequer a utilização de genes "sem alterar a estrutura e a função do genoma" (D'Agostino, 2006, p. 105).

Por outro lado, a genética tem outro valor simbólico: "Ela orienta nossa atenção para os vínculos entre as gerações e, em definitivo, para a unidade de integração da família humana" (D'Agostino, 2006, p. 106).

> Nessa perspectiva, a integração da bioética à genética pode adquirir um valor precioso: ao mostrar a cada homem sua ligação essencial e íntima com uma linha geradora, cujo início e cujo fim não são para nós prefiguráveis, contribui essencialmente para derrotar aquele sentido de radical individualismo que é tentação constante do homem, em especial quando doente. Existe um compartilhamento de destino do qual devemos nos conscientizar. A genética, que sobre esse destino nada pode falar, está, ao contrário, em perfeitas condições de mostrar como ele é real e presente dentro de cada coisa (ou seja, no nosso genoma). É o que basta, acredito, para transformar a terapia gênica – como toda forma de terapia – em algo não apenas precioso para o homem doente, mas principalmente revelador para a "autoidentificação" do próprio sentido de ser, presente em todo homem. (D'Agostino, 2006, p. 106)

É necessário o desenvolvimento de uma legislação clara que controle os testes genéticos e coíba a investigação clandestina do genoma humano, a começar pelas pesquisas sobre filiação (Barbas, 2007, p. 511). Mesmo na doação para a reprodução humana assistida, é necessária a preservação do anonimato (Barbas, 2007, p. 514). Cada pessoa tem o direito de conhecer sua identidade genômica (Barbas, 2007, p. 519), que também tem a ver com a saúde bem como com a transmissão de certas enfermidades aos descendentes (Barbas, 2007, p. 521). Todo ser humano deve, portanto, ter o direito de saber quem é seu pai e sua mãe genéticos (Barbas, 2007, p. 522). Sabemos que o debate sobre a procriação e a genética humana fizeram parte da história do desenvolvimento da bioética. A procriação assistida não gerou imediatamente consenso, o que tornou necessária uma ética médica autônoma. Um dos aspectos suscitados foi a questão da filiação das crianças oriundas desse procedimento. A embriologia e a fertilização humana geraram posicionamentos divergentes. Em alguns países, foi estabelecida legislação que defende o anonimato da doação de esperma e, em outros (como a Suécia), o procedimento é ignorado (Byk, 2015, p. 37-44).

D'Agostino (2006, p. 167, grifo do original) defendeu que é "na família e por meio da família (no casamento, na paternidade/ maternidade, na filiação, na fraternidade) que o homem adquire, instaura e cumpre a própria **identidade relacional**". Esse seria, portanto, o contexto para utilização das tecnologias reprodutivas. Sua tese fundamental é "a defesa e a promoção da familiaridade", já que a procriação dá origem a vínculos de parentesco (D'Agostino, 2006, p. 171).

O segredo profissional é um princípio ético fundamental para o exercício da medicina genética. A própria morte do paciente não exime o médico do dever de segredo. O segredo privatista tem sido relativizado pela visão de responsabilidade social e pública do médico. A isso se tem vinculado o modelo publicista, dando atenção às dimensões da prevenção e da segurança social e ambiental. A proliferação da Aids tem gerado a "necessidade social de manter sob controle, através da classe médica, um processo patológico que, de outro modo, se arriscaria a ficar totalmente descontrolado" (Prodomo, 2001, p. 1014).

O segredo é um direito moral do doente e representa também um escudo social para se evitarem possíveis discriminações estúpidas [...]. No entanto, não pode transformar-se numa espécie de impunidade, garantida pelo médico e pelas estruturas sanitárias, sobretudo quando essa impunidade se possa traduzir em comportamentos que produzam graves danos a terceiras pessoas muito concretos. Por isso, dever-se-ia permitir que o médico (que tentou inutilmente convencer um sujeito soropositivo a informar o seu parceiro do seu estado de saúde) comunicasse pessoalmente as informações adequadas de maneira a evitar ou a reduzir o risco de contágio. (Prodomo, 2001, p. 1014)

O uso de informações genéticas de forma discriminatória trata-se de uma "violação dos princípios de justiça e imparcialidade, uma vez que as falhas no DNA são, em essência, universais, e ninguém pode escolher sua sequência de DNA" (Collins, 2007, p. 246).

6.5 Transplantes de órgãos humanos

Com os transplantes, a medicina passou a ser "substitutiva e reconstitutiva, recorrendo a um órgão são e colhido num outro organismo". De pequenos transplantes têm-se projetado intervenções de engenharia genética, bem como transplante de cabeça e tronco (Di Vincenzo, 2001b, p. 1100).

Há normas explícitas que impedem a comercialização de órgãos e preveem gratuidade da doação de órgãos e de tecidos. Pressupõe-se que as doações sejam movidas por solidariedade e amor, para salvar a vida do outro (Di Vincenzo, 2001b, p. 1102).

Considera-se "grave atentado à dignidade e liberdade do Homem, especialmente o transplante do cérebro e das células heterólogas ou de órgãos genitais" (Di Vincenzo, 2001b, p. 1103).

Crianças anencéfalas são geralmente consideradas fonte para retirada de órgãos para transplante (D'Agostino, 2006, p. 296).

A demora da morte natural não deve comprometer a funcionalidade dos órgãos, e o fim da vida sempre deve ser atestado por uma equipe diferente da responsável pela prática do transplante (D'Agostino, 2006, p. 297).

Em vida, o único dos órgãos duplos que podem ser doados é o rim. Quando morto, podem ser úteis rins, córneas, coração, pulmões e pâncreas (Di Vincenzo, 2001a, p. 321). Na realidade da prática da medicina no Brasil, evidencia-se muita falta de solidariedade quanto à maturidade e à disposição "para a doação dos próprios órgãos, depois da morte, para [...] evitar [deficiências de saúde] noutros seres humanos ou para melhorar as suas condições de saúde" (Di Vincenzo, 2001a, p. 322).

Outra dimensão é a do transplante de medula óssea. Há vários tipos de rejeição e de infecções que se manifestam nos transplantes de medula (Fasanella; Silvestri; Sgreccia, 2001b, p. 1097). A colheita de medula óssea provoca diminuição temporária da saúde, pois "a parte da medula que falta reconstitui-se em pouco tempo" (Fasanella; Silvestri; Sgreccia, 2001b, p. 1098).

Com as experiências de transplantes de órgãos, clonagem etc., o que se percebe é que "o corpo humano se tornou um conjunto de peças desmontáveis", havendo uma "**apropriação** do corpo pelo Estado" (Barbas, 2007, p. 253-254, grifo do original). Há também crescente "expansão do **mercado negro** de órgãos humanos", com venda de órgãos, sêmen e aluguel de úteros (Barbas, 2007, p. 256, grifo do original). O corpo humano se "transformou numa fonte lucrativa de matéria-prima" (Barbas, 2007, p. 257).

Assim como os transplantes, a transfusão de sangue corre certos riscos de se tornar

> objeto de comércio, cedendo-o para lucrar vantagens econômicas ou oportunismos de outro tipo. E este perigo de comercialização não atinge somente – nem, talvez, mesmo primariamente – os sujeitos

dadores. As organizações locais ou nacionais que gerem a colheita e a distribuição do sangue, seguindo lógicas de lucro e critérios de desigualdade, têm, por vezes, de enfrentar muitos problemas ético-sociais, motivados por uma má distribuição dos recursos atribuídos e com a introdução de práticas de favoritismo e de privilégios, prejudicando claramente as classes e os indivíduos menos abastados. Enquanto, por um lado, é dever da ética ajudar na clarificação em que se deve inspirar o dom, por outro, as legislações civis têm a obrigação de regulamentar a prática do dom e estabelecer uma compensação justa, não para pagar o sangue doado, mas de modo a ressarcir o doador de prejuízos e despesas motivados por essa prática. Do mesmo modo, é dever do Estado tutelar os indivíduos perante as eventuais lesões de justiça distributiva e a sociedade contra o aparecimento de negócios ilícitos e o aumento indevido de riqueza. (Autiero, 2001, p. 1092-1093)

Nos últimos anos, tornou-se grave também a relação entre transfusão de sangue e a difusão da Aids. Isso requer responsabilidade e competência na organização higiênico-sanitária dos hospitais, pois se torna necessária uma política sanitária eficiente, que evite infecções, doenças e morte. Logo, os investigadores devem realizar pesquisas hematológicas para a "identificação e a libertação das partículas infectadas, e assim se trabalhe com sangue limpo e rejuvenescedor". Desse modo, também se estabelecem "opções preferenciais e investimentos objetivos, para apoiar os programas de investigação de que se possa esperar, no futuro, os melhores benefícios terapêuticos e preventivos" (Autiero, 2001, p. 1093).

Junto com os princípios da beneficência e da não maleficência, a questão dos transplantes acentuou a exigência ética de segurança. Os transplantes deveriam estar cercados de solidariedade e da afirmação da igualdade, beneficiando a todos no acesso à tecnologia e à distribuição equitativa dos órgãos disponíveis (Fernández, 2000,

p. 283). Nesse processo, deve-se levar em conta a necessidade do receptor e a possibilidade de sucesso do transplante (Fernández, 2000, p. 284).

Na determinação da morte, é preciso exigir dos especialistas que ajam com rigor, mas "nunca teremos as desejáveis certezas absolutas, tanto nos casos dos transplantes, da interrupção de tratamentos... como no dos sepultamentos" (Fernández, 2000, p. 297).

O que se evidencia é que, quando se transforma o corpo humano em mercadoria, "estimula-se a corrupção na sociedade e cria-se um iníquo sistema de acesso e distribuição de órgãos, já que ao final o rico será sempre o receptor, e o pobre o doador". As formas de comercialização de órgãos deveriam ser ilegais em todos os países do mundo. Como afirma Pecess-Barba (citado por Fernández, 2000, p. 302), "'os órgãos são patrimônio da humanidade e expressão da dignidade de uma pessoa; são meio para a sobrevivência de outra e, portanto, res *extra-commercium*, ou seja, fora do comércio e das transações mercantis dos homens" (Fernández, 2000, p. 302).

Temos sido alertados sobre o risco da comercialização da saúde. No século XX, houve a adoção de um modelo de cuidados médicos, que

> Considerava o corpo humano não simplesmente uma máquina, mas uma máquina social que necessitava dos mesmos cuidados que as máquinas das oficinas, pois também participava da produção de riquezas.
>
> Para adequar-se à medicina científica o médico não podia mais depender de seus próprios recursos. O estetoscópio estava ultrapassado. Eram necessárias máquinas cada vez mais complexas para investigar o que se passava no corpo humano e para acelerar as medidas terapêuticas. [...]. O consultório médico, do mesmo modo, deixou de ser o local supremo para o exercício do sacerdócio. A nova igreja era o hospital, único local onde os amplos recursos

poderiam ser acoplados. A medicina hospitalar era o corolário da medicina científica. A maioria dos médicos continuava autônoma e cobrava por serviços prestados, refletindo o capitalismo competitivo da indústria emergente. [...] a complexidade da ação médica, a intervenção das grandes corporações na produção de equipamentos e drogas, a intervenção dessas mesmas corporações nas entidades de prestação de serviços através de sistemas de seguro-saúde, acabaram por diminuir o poderio do médico e a sua autonomia, para transformá-lo num serviçal ou num operário assalariado do sistema que ele mesmo ajudou a criar.

[...]. A medicina transformou-se numa das maiores indústrias dos Estados Unidos (a segunda) e do mundo, com gastos crescentes. [...]. O esteio desse *marketing* no campo da saúde é a **ideologia da excelência tecnológica** difundida entre os leigos e entre os médicos por todos os meios de comunicação. [...]. Acena com a substituição de órgãos naturais por artificiais. Acena com o transplante, com a modificação genética das células, e promete o nirvana da erradicação de todos os males. Interessa ao médico porque aumenta o seu carisma ou o seu poder e ele a adota e divulga nas suas mensagens públicas, mas também nas suas mensagens individuais aos doentes. O médico perpetua a ideologia nas escolas médicas e nas associações científicas, na imprensa leiga e na especializada, ou em outros meios de comunicação. E recebe para isso o estímulo financeiro dos poderosos grupos econômicos que vivem diretamente dessa promoção. (Landmann, 1984, p. 277-279, grifo do original)

Fala-se, inclusive, de uma ideologia da dominação médica, utilizada como controle social: "medicina transformou-se no novo altar onde julgamentos finais e absolutos são feitos por peritos aparentemente objetivos e neutros". O meio de estabelecer normas para a sociedade advém da psiquiatria e da medicina preventiva. "Os médicos estão decidindo o que devemos ser como seres humanos", e nisso há um misto de intromissão e autoritarismo, geradores de ansiedade (Landmann, 1984, p. 265-268).

Os médicos foram, no decorrer da história, agentes duplos a serviço do imperialismo, de guerras de conquista e de guerras contrarrevolucionárias. A medicina foi colocada a serviço da propaganda e da espionagem (Landmann, 1984, p. 185-191). De ser humano de origem divina (criado à imagem e à semelhança de Deus), o homem foi mais e mais visto como objeto e máquina.

Infelizmente, percebe-se que a ideologia médica tem se subordinado "aos **fins lucrativos** que ela legitima. E subordinando-se ao **lucro**, todas as outras concepções médicas passam a um plano secundário" (Landmann, 1984, p. 27, grifo do original).

6.6 Direito das gerações futuras

A bioética, como ética da vida, repercute no presente e no futuro. A sustentabilidade da vida biológica humana é indissociável do sistema de vida dos seres humanos e das decisões tomadas nesse campo.

> O que importa decisivamente é que, uma vez criada, a vida impõe-se como demanda e direito de **manter-se e reproduzir-se**. E que, uma vez preservada e cuidada, a vida busca **desenvolver-se**. Desenvolver-se significa, praticamente, realizar maximamente suas potencialidades.
>
> Falar de ética é, pois, falar do modo humano de ser convivente, é falar do outro ser humano e do sistema-vida que torna sua vida possível. O **outro** é o **próximo**, mas está presente também no futuro (temporalidade) e está presente em qualquer lugar, mesmo que remoto (espacialidade). O outro é um sujeito de direitos, e sua vida deve ser digna tanto quanto a de todos deve ser. (Casali, 2010, p. 317, grifo do original)

Teme-se que chegue o dia em que, pelas técnicas da terapia gênica, se queiram planejar todos os detalhes dos filhos por meio da manipulação da intimidade do genoma (Barbas, 2007, p. 302). É aceitável que o patrimônio genético da geração futura seja modificado intencionalmente? Os pais têm o direito de selecionar os genes dos filhos? Os filhos terão de aprovar as escolhas feitas pelos pais? "Não é possível uma separação total, completa, entre uma geração e as seguintes" (Barbas, 2007, p. 304). Desenvolve-se, assim, uma utopia genética, que procura a construção de um indivíduo perfeito, um outro Adão, pois

> O Adão da Bíblia é o homem criado por Deus, colocado no Paraíso, porém ingênuo, *naif*. Ao passo que este **Adão** é científico, é genomicamente programado, sem genes **deficientes**.
>
> As novas utopias concentram-se no genoma humano onde não são admitidas debilidades.
>
> Nesta orientação, voltam a surgir os perigos inerentes à tentação de purificação da nossa espécie. (Barbas, 2007, p. 305, grifo do original)

Há, portanto, riscos e benefícios para as gerações presentes e futuras na engenharia genética. A grande diferença entre a terapia somática e a genética é que a última produz transformações que afetarão as gerações futuras. Surge uma forte consciência de que somos devedores à posteridade (Agius, 2001, p. 516-517). É crucial a defesa real dos interesses das gerações futuras, para que sejam salvaguardados (Agius, 2001, p. 519).

> A tecnologia moderna deu-nos um poder profundamente capaz de influenciar não só a existência dos contemporâneos, mas também a dos que virão num futuro distante.
>
> Em segundo lugar, a preocupação atual pelo futuro da Humanidade é o resultado da descoberta da interdependência e interconexão

das realidades. [...]. Nunca antes a experiência humana tinha demonstrado que não existia absolutamente nada isoladamente. Qualquer ação, decisão e política têm consequências a longo prazo. Todas as coisas, desde a cultura aos genes, serão transmitidas aos vindouros. Tornou-se, aliás, ainda mais evidente que as nossas relações não são estritamente limitadas àqueles que nos rodeiam, mas estendem-se às gerações distantes de nós. Este sentimento de interdependência entre todas as gerações, está a despertar uma nova visão da comunidade humana, que inclui todas as gerações passadas, presentes e futuras. O sentimento contemporâneo de solidariedade para com todos os membros da espécie humana é o resultado desta percepção emergente da comunidade.

As gerações futuras devem ser protegidas, pois estão numa posição desvantajosa, em relação à geração atual, que tem o poder de prejudicar a sua qualidade de vida, mediante a superpopulação, a danificação do delicado equilíbrio da biosfera, pela acumulação de resíduos nucleares, que são desastrosos para a herança genética da posteridade, pelo depauperamento dos recursos naturais da terra, pelo uso da engenharia genética para ferir a unidade da espécie humana. Estão em desvantagem, porque [...] estão sujeitas às consequências a longo prazo das nossas ações. Até a sua existência poderá estar ameaçada [...]. Os seus interesses, portanto, são muitas vezes postos de lado, nas planificações socioeconômicas e políticas atuais. (Agius, 2001, p. 516)

A bioética se aplica também aos limites e às fronteiras da vida, com uma dinâmica imprevisível, vista como ponte de solidariedade da humanidade com o seu próprio futuro. O seu futuro está em jogo, pois a qualidade das gerações futuras depende disso. A bioética gera consciência de nossa diversidade, bem como divergências, mostrando-nos a necessidade do diálogo "como possibilidade e como instrumento para uma coexistência pacífica, no seio da sociedade e da cultura que elas formam" (Leone; Privitera, 2001, p. 95).

O estudo da bioética certamente é relevante para a ciência e a formação geral do ser humano, já que aborda temas delicados e relevantes para a dimensão moral e antropológica do homem. As gerações presente e futura precisam ser conscientizadas a respeito das decisões a serem tomadas e da sua repercussão sobre a existência. Também devemos ser protegidos de uma visão de futuro apavorante, na qual se imagine que o ser humano se possa aprimorar pela manipulação genética.

Por fim, pode-se concluir que a pesquisa genética deve permitir que se supere a perturbação e o medo da capacidade de decisão a respeito da própria existência ou da perda da autonomia dos seres humanos.

Síntese

Neste sexto e último capítulo, abordamos a relação dialética do direito e da bioética. A norma fundamental daí surgida deve ser a defesa da identidade e da dignidade da pessoa humana. É crucial que a bioética preserve dignidade humana e nunca se utilize da religião e da teologia para justificar o massacre de inocentes. Ela precisa agir em nome da dignidade humana.

Vimos que a busca por uma melhor qualidade de vida deve ser marcada pelo respeito e que o ser humano deve ser tratado de forma holística. A ausência do outro representa grave perda. Ser para os outros é horizonte último e normativo.

Tratamos da identidade e da unicidade, que abrangem o corpo de cada pessoa. A autonomia deve garantir a liberdade de opção. A valorização da dignidade também significa acompanhar a pessoa em meio à agonia e aos últimos dias de vida. Cuidar de doentes, deficientes, idosos e moribundos com carinho ilustra a solidariedade e a dignidade humana. Cada pessoa deve poder morrer em um ambiente conhecido, entre familiares e sem ansiedade e angústia.

Os princípios do respeito à autonomia, à justiça, à beneficência e ao não prejuízo são os fundamentos da bioética. Nos estudos de base hereditária, tudo é norteado com vistas a fins preventivos, diagnósticos ou terapêuticos e é vedada a modificação do genoma da descendência humana. O respeito à integridade do embrião humano é questão central na abordagem dos limites da manipulação da vida.

Vimos ainda que, na abordagem da saúde, é necessário haver clareza de que a maioria das doenças não é de origem genética, mas depende de fatores ambientais ou do tipo de vida adotado pelas pessoas. A biologia molecular e a bioética, desde seus inícios, temiam pela autodestruição, pelo aniquilamento das futuras gerações e pelo suicídio da humanidade. Vive-se cada vez mais a perspectiva da perda da identidade do ser humano.

O ser humano se encontra em permanente construção. A defesa dos direitos dos nascituros transcende a própria personalidade, pois eles serão autônomos somente fora do ventre materno. A solidariedade ontológica exige que o genoma não seja tratado como uma coisa qualquer.

Na sequência, tratamos da distribuição dos recursos da saúde, que deve seguir os princípios da equidade, na proporção das necessidades. O acesso aos meios de tratamento, diagnóstico e cuidados deve ser um direito de todos. É necessário prover garantia de vida para todos, o que nos deve tornar solidários a todos os organismos, movimentos, associações e grupos que expressem uma avaliação positiva sobre a vida.

Logo, o que se quer é a utilização de genes sem alterar a estrutura e a função do genoma. É necessária uma legislação clara que coíba a investigação clandestina do genoma. Por outro lado, o segredo profissional é um princípio fundamental na medicina genética, tanto quanto ao início como quanto ao final da vida humana.

Nesse contexto, vimos que também se pressupõe o impedimento da comercialização de órgãos, com a gratuidade na doação de órgãos e de tecidos. Os transplantes também acentuaram a exigência de segurança e devem ser cercados de solidariedade e afirmação da igualdade. A sustentabilidade da vida biológica humana é indissociável do sistema de vida e das decisões tomadas no campo da bioética. O direito das gerações futuras deve ser preservado e defendido.

Por fim, podemos concluir que a bioética se aplica aos limites e às fronteiras da vida. As gerações presente e futura precisam ser conscientizadas a respeito das decisões a serem tomadas e da sua repercussão sobre a existência.

ATIVIDADES DE AUTOAVALIAÇÃO

1. A bioética **não** tem como fundamento ético:
   A] a liberdade do paciente para a tomada de decisões.
   B] o juramento de Hipócrates.
   C] a extinção do sofrimento.
   D] o benefício do outro.
   E] a imparcialidade no tratamento dos doentes.

2. A distribuição dos recursos de saúde deve atender:
   A] às necessidades de quem mais precisa, com a promoção da equidade.
   B] a todos, em proporções igualmente divididas.
   C] à autonomia do paciente, que define quais medicamentos receberá.
   D] aos critérios de parcialidade intencional em relação aos pacientes.
   E] aos pacientes por ordem de chegada.

3. Assinale a alternativa que aponta um dilema bioético para as gerações futuras:
   A] A busca por um homem geneticamente perfeito.
   B] A opção de os pais escolherem todas as características dos filhos.
   C] A construção de um ser híbrido para a doação de órgãos.
   D] Pesquisas genéticas que não garantam a capacidade de decisão do indivíduo sobre si mesmo.
   E] Todas as alternativas estão corretas.

4. A princípio, a genética era somente uma ciência teórica; passou a ser uma ciência manipulativa a partir dos anos 1970. Em 1997, a Convenção Europeia de Bioética apresentou a regulamentação para o estudo da base hereditária de uma pessoa. Assinale a alternativa que contemple informações dessa regulamentação:
   A] Estão liberados os estudos da base hereditária que contribuam com o desenvolvimento e a promoção da saúde e são restritas modificações que afetem geneticamente as gerações futuras.
   B] Os estudos da base hereditária podem realizar a modificação do genoma, desde que não seja negativa para as gerações futuras.
   C] A finalidade dos estudos da base hereditária deve ser o benefício para a maioria das pessoas.
   D] Os estudos da base hereditária devem ser extinguidos se não obtiverem os resultados no prazo previsto.
   E] Os estudos da base hereditária devem ser extinguidos se não obtiverem os resultados.
   F] Os estudos da base hereditária devem ter como finalidade as modificações que afetem geneticamente as gerações futuras para a promoção da saúde.

5. Leia as afirmações a seguir sobre o transplante de órgãos e marque V para as afirmativas verdadeiras e F para as falsas:

[ ] O transplante de todos os órgãos do corpo humano atendem aos critérios éticos e de dignidade humana:

[ ] Pulmões e rins podem ser doados em vida, pois são órgãos duplos.

[ ] Pelos órgãos que podem ser doados em vida, é possível receber uma recompensa monetária de clínicas especializadas.

[ ] O doador de medula óssea fica impossibilitado de fazê-lo novamente, pois a recuperação é lenta e provoca diminuição da saúde.

[ ] É recomendável que a mesma equipe médica que ateste a morte seja a incumbida para realizar o transplante.

Agora, assinale a alternativa que contém a sequência correta:

A] V, V, F, F, F.
B] V, F, V, F, V.
C] F, F, F, F, F.
D] V, V, V, V, V.
E] F, V, F, V, F.

Atividades de aprendizagem

Questões para reflexão

1. A bioética defende a dignidade da pessoa antes mesmo de defender a pessoa em si. O que faz com que uma pessoa seja considerada digna?
2. Quais atitudes, ações ou procedimentos o acompanhante deve ter em relação ao paciente terminal e quais não deve ter para propiciar um ambiente digno à boa morte?
3. No Brasil, o banco de órgãos é, em tempo hábil, suficiente para atender a todos que necessitam de um transplante? Justifique sua resposta.

Atividade aplicada: prática
1. Pesquise na internet, em revistas, em livros e em jornais casos de doação de gametas e anote pelo menos três aspectos que demonstrem suas principais impressões e os dilemas éticos observados.

CONSIDERAÇÕES FINAIS

Percorremos juntos um longo trajeto sobre a bioética e suas implicações na saúde, na religião e na dignidade humana.

A organização disciplinar das ciências foi instituída no século XIX. Na primeira metade do século XX, caracterizou-se a complexidade das mudanças no campo científico e tecnológico. Na segunda metade do século XX, surgiu a bioética como ciência, rompendo a noção de saberes isolados e transpondo fronteiras. Em 1997, nasceu a ovelha clonada Dolly e, em 2003, anunciou-se a clonagem humana. Hoje fala-se de clonagem terapêutica e clonagem reprodutiva, e esta pretende criar uma duplicata genética.

Na bioética, então surgiu o debate: o feto deve ser considerado ou não como ser humano? Afinal, o feto tem direito à vida? Começa-se a utilizar a distinção entre feto e recém-nascido. Abordam-se as patentes dos seres vivos. A influência e modificação genética esbarraram na questão do direito de propriedade, do patenteamento dos genes humanos. Nesse contexto, a bioética precisa nortear o biodireito para priorizar a proteção e o cumprimento dos direitos humanos. Além disso, a bioética beneficiou o uso da tecnologia diagnóstica. Introduziu-se a pergunta sobre transplantes de órgãos.

O ser humano tem direito a um patrimônio genético não manipulado e à garantia de viver no ecossistema. A solidariedade e a justiça precisam se manifestar no socorro aos necessitados, e o direito deve estar a serviço da pessoa.

A teologia e a religiosidade devem auxiliar na solução de conflitos e no encontro de convergências e na promoção da ordem humana. O ser humano é interlocutor do sagrado na defesa da inviolabilidade da vida e da dignidade. A fé defende a liberdade para o ser humano e exige a prática da compaixão em meio às situações de sofrimento. Nesse aspecto, o cristianismo se caracterizou historicamente pela solidariedade para com os sofredores e lutou contra o infanticídio, o feminicídio e o aborto.

Nessa seara, pode-se afirmar que, para cuidar do outro, é necessário se conhecer e cuidar de si. Quem não se cuida acaba quebrando a relação consigo mesmo, experimenta diluição e eventual perda de identidade.

A esperança do cristão não é individualista, pois a redenção final trará a restauração da criação e do ecossistema. A visão cristã da bioética luta, portanto, pela harmonia entre os seres humanos e o ecossistema, evitando agressões ao meio ambiente.

A bioética é fundamental para o diagnóstico ou a prevenção de eventuais doenças genéticas. A autonomia do indivíduo não o isenta da obrigação moral e legal de impedir qualquer atitude prejudicial à saúde de terceiros. A dignidade humana é para ser valorizada por todos os estados modernos.

Ninguém tem o direito de lesar a base hereditária nem de modificar o genoma da descendência humana. O acesso aos meios de tratamento, diagnóstico e cuidados deve ser um direito igualitário de todos. A bioética não pode ser objeto de comércio.

O direito das gerações futuras precisa ser preservado e seus interesses precisam ser defendidos. A pesquisa genética não pode se tornar meio de perturbação e produção de medo a respeito da própria existência ou da perda de autonomia dos seres humanos.

A bioética é, nesse contexto, a ciência do século. Trata do ser humano como aquele que age no mundo. Surge como fronteira da vida que prega autonomia e alteridade e defende o bem como ideia suprema. O ser humano tem livre-arbítrio, amor fraterno e igualdade de direitos. O princípio da autonomia resguarda a liberdade da pessoa ao decidir por si própria. De modo, tem-se uma proposta de ética deontológica, ou seja, uma ética de valores. A pessoa humana é, assim, o lugar em que deve surgir a solução do dilema bioético. A beneficência é algo obrigatório. No diálogo com outras disciplinas, a ética atinge o conhecimento daquilo que é relevante.

A bioética busca a relação entre a situação concreta e a reflexão ética, gerando algo a partir do cerne da cultura. É fruto de um processo de autorresponsabilização oriundo da elaboração de juízos morais sobre os problemas. Constitui-se como ponte de solidariedade da humanidade com o seu futuro. É também uma das bases do diálogo entre as igrejas cristãs e o mundo atual, com suas variadas culturas formadoras. A bioética é terreno do diálogo para a procura de soluções éticas genuínas.

Por fim, o diálogo com o mundo contemporâneo se concretiza no campo da bioética e é sensível a ele de forma lúcida. A bioética nos mostra a constante necessidade de atualizar permanentemente a compreensão do sofrimento e das carências humanas.

REFERÊNCIAS

ABBAGNANO, N. **Dicionário de filosofia**. 2. ed. São Paulo: Mestre Jou, 1982.

ABBAGNANO, N. **Dicionário de filosofia**. São Paulo: M. Fontes, 2007.

AGIUS, E. Gerações futuras. In: LEONE, S.; PRIVITERA, S.; CUNHA, J. T. da (Ed.). **Dicionário de bioética**. Aparecida: Santuário, 2001. p. 515-519.

AGUIAR, C. A. Do biopoder à bioética. **Revista de Artigos do 1º Simpósio sobre Constitucionalismo, Democracia e Estado de Direito**, v. 1, n. 1, jan. 2017. Disponível em: <https://revista.univem.edu.br/1simposioconst/article/view/1135>. Acesso em: 29 jan. 2021.

AITA, D.; MARTINS, C. N. Biodireito e bioética: os limites legais que envolvem a reprodução humana assistida com relação à idade reprodutiva da mulher e a Resolução n. 2.121/15 do Conselho Federal de Medicina. In: SEMINÁRIO NACIONAL: DEMANDAS SOCIAIS E POLÍTICAS PÚBLICAS NA SOCIEDADE CONTEMPORÂNEA, 11., MOSTRA NACIONAL DE TRABALHOS CIENTÍFICOS, 1., 2015, Santa Cruz do Sul. Disponível em: <http://online.unisc.br/acadnet/anais/index.php/snpp/article/view/14282/2733>. Acesso em: 29 jan. 2021.

ALCOFORADO, J. F. C. Patentes, genes e bioética. **Anuário da Produção Acadêmica Docente**, v. 1, n. 1, p. 259-265, 2007. Disponível em: <https://repositorio.pgsskroton.com/handle/123456789/1316>. Acesso em: 29 jan. 2021.

ALVES, R. **Filosofia da ciência**: introdução ao jogo e suas regras. São Paulo: Brasiliense, 1981.

AMORIM, A. P. D. A justiça em Aristóteles: estudo sobre o caráter particular da justiça aristotélica. **Revista Eletrônica da Faculdade de Direito de Franca**, p. 70-89, 2011. Disponível em: <https://www.revista.direitofranca.br/index.php/refdf/article/viewFile/90/78>. Acesso em: 29 jan. 2021.

ANZANI, A. Tratamento. In: LEONE, S.; PRIVITERA, S.; CUNHA, J. T. da (Ed.). **Dicionário de bioética**. Aparecida: Santuário, 2001. p. 1104-1105.

ARANHA, M. L.; MARTINS, M. H. P. **Temas da filosofia**. São Paulo: Moderna, 1992.

ARCHER, L. Questões éticas e sociais da análise do genoma humano. **Acta Médica Portuguesa**, n. 5, p. 139-145, 1992. Disponível em: <http://www.biologia.bio.br/curso/2%C2%BA%20per%C3%ADodo%20Faciplac/Gen%C3%A9tica/Artigo_Quest%C3%B5es%20%C3%A9ticas%20e%20sociais%20da%20an%C3%A1lise%20do%20Genoma%20Humano.pdf>. Acesso em: 29 jan. 2021.

ARDITA, M. G. Dignidade humana. In: LEONE, S.; PRIVITERA, S.; CUNHA, J. T. da (Ed.). **Dicionário de bioética**. Aparecida: Santuário, 2001. p. 275-278.

ARISTÓTELES. **Ética a Nicômaco**. São Paulo: Nova Cultural, 1991. (Os Pensadores).

ASCH, A. Diagnóstico pré-natal e aborto seletivo: um desafio à prática e às políticas. **PHYSIS: Revista de Saúde Coletiva**, Rio de Janeiro, v. 13, n. 2, p. 49-82, 2003. Disponível em: <http://www.scielo.br/pdf/physis/v13n2/a05v13n2>. Acesso em: 29 jan. 2021.

ATTARD, M. V. Acompanhamento na agonia. In: LEONE, S.; PRIVITERA, S.; CUNHA, J. T. da (Ed.). **Dicionário de bioética**. Aparecida: Santuário, 2001. p. 6-9.

AUTIERO, A. Transfusão de sangue. In: LEONE, S.; PRIVITERA, S.; CUNHA, J. T. da (Ed.). **Dicionário de bioética**. Aparecida: Santuário, 2001. p. 1091-1093.

AZEVÊDO, E. E. S. Ensino de bioética: um desafio transdisciplinar. **Interface: Comunicação, Saúde, Educação**, Botucatu, v. 2, n. 2, p. 127-138, fev. 1998. Disponível em: <http://www.scielo.br/scielo.php?script=sci_arttext&pid=S1414-32831998000100007&lng=en&nrm=iso>. Acesso em: 29 jan. 2021.

AZEVEDO, M. A. da S. Origens da bioética. **Nascer e Crescer: Revista do Hospital de Crianças Maria Pia**, v. 19, n. 4, p. 255-259, 2010. Disponível em: <http://www.scielo.mec.pt/pdf/nas/v19n4/v19n4a05.pdf>. Acesso em: 29 jan. 2021.

BADALOTTI, M. Seleção de sexo: aspectos médicos e biológicos. In: CLOTET, J.; GOLDIM, J. R. (Org.). **Seleção de sexo e bioética**. Porto Alegre: Ed. da PUC-RS, 2004. p. 16-17.

BALBINOT, R. A. A. O aborto: perspectivas e abordagens diferenciadas. **Sequência: Estudos Jurídicos e Políticos**, n. 46, p. 93-119, jul. 2003. Disponível em: <https://periodicos.ufsc.br/index.php/sequencia/article/view/15293>. Acesso em: 29 jan. 2021.

BARBAS, S. M. de A. N. **Direito do genoma humano**. Tese (Doutorado em Ciências Jurídicas) – Universidade Autónoma de Lisboa, Coimbra, 2007.

BARROS FILHO, C.; POMPEU, J. **Somos todos canalhas**. Rio de Janeiro: Casa da Palavra, 2015.

BENTHAM, J. **Uma introdução aos princípios da moral e da legislação**. São Paulo: Abril Cultural, 1979.

BEREZOWSKI, M. L. S.; MARQUES, V. P. A dignidade humana no pensamento de Immanuel Kant como fundamento do princípio protetor do direito do trabalho. **Direito do Trabalho II**, p. 7-22, 2013. Disponível em: <http://www.publicadireito.com.br/publicacao/uninove/livro.php?gt=123>. Acesso em: 29 jan. 2021.

BÍBLIA SAGRADA. 2. ed. Tradução de João Ferreira de Almeida. Revista e atualizada no Brasil. Barueri: Sociedade Bíblica do Brasil, 2009.

BOF, G. Corporeidade. In: LEONE, S.; PRIVITERA, S.; CUNHA, J. T. da (Ed.). **Dicionário de bioética**. Aparecida: Santuário, 2001. p. 206-211.

BONDOLFI, A. Morte. In: LEONE, S.; PRIVITERA, S.; CUNHA, J. T. da (Ed.). **Dicionário de bioética**. Aparecida: Santuário, 2001. p. 745-747.

BOOR, W. de. **Der Brief des Paulus an die Römer**. Wuppertal: R. Brockhaus Verlag, 1967.

BORGONOVI, E. Distribuição dos recursos. In: LEONE, S.; PRIVITERA, S.; CUNHA, J. T. da (Ed.). **Dicionário de bioética**. Aparecida: Santuário, 2001. p. 317-320.

BRASIL. Constituição da República Federativa do Brasil de 1988. **Diário Oficial da União**, Brasília, DF, 5 out. 1988. Disponível em: <http://www.planalto.gov.br/ccivil_03/Constituicao/Constituicao.htm>. Acesso em: 29 jan. 2021.

BRASIL. Lei n. 8.080, de 19 de setembro de 1990. **Diário Oficial da União**, Brasília, DF, 20 set. 1990. Disponível em: <http://www.planalto.gov.br/ccivil_03/leis/L8080.htm> Acesso em: 29 jan. 2021.

BRASIL. Lei n. 9.279, de 14 de maio de 1996. **Diário Oficial da União**, Brasília, DF, 15 maio 1996. Disponível em: <http://www.planalto.gov.br/ccivil_03/leis/l9279.htm>. Acesso em: 29 jan. 2021.

BRAZ, M. Bioética e reprodução humana. In: SCHRAM, F. R.; BRAZ, M. (Org.). **Bioética e saúde**: novos tempos para mulheres e crianças? Rio de Janeiro: Fiocruz, 2005. p. 169-194. (Criança, Mulher e Saúde).

BRUCE, F. F. **Romanos**: introdução e comentário. São Paulo: Vida Nova, 1979.

BULTMANN, R. **Kritisch-exegetischer Kommentar über das Neue Testament**. Göttingen: Vandenhoeck & Rupprecht, 1976. v. 2.

BYK, C. **Tratado de bioética**: em prol de uma nova utopia civilizadora? São Paulo: Paulus, 2015. (Ethos).

CASABONA, C. M. R. **El médico y el derecho penal**: la actividad curativa (licitud y responsabilidad penal). Barcelona: Bosch, 1981.

CASALI, A. Ética nas organizações: que valores implica, que diferença faz e que futuro constrói? In: PESSINI, L.; SIQUEIRA, J. E. de; HOSSNE, W. S. (Org.). **Bioética em tempo de incertezas**. São Paulo: Centro Universitário São Camilo; Loyola, 2010. p. 309-324.

CAVALCANTE, G. F. **Clonagem humana no Brasil**. Dissertação (Mestrado em Direito) – Universidade Federal de Pernambuco, Recife, 2003.

CAVALCANTE, L. C. **O princípio constitucional da dignidade da pessoa humana como fundamento da produção da existência em todas as suas formas**. Dissertação (Mestrado em Direito) – Universidade de Fortaleza, Fortaleza, 2007.

CFM – Conselho Federal de Medicina. Resolução CFM n. 2.173, de 15 de dezembro de 2017. **Diário Oficial da União**, Brasília, DF, 15 dez. 2017a. Disponível em: <https://sistemas.cfm.org.br/normas/visualizar/resolucoes/BR/2017/2173>. Acesso em: 29 jan. 2021.

CFM – Conselho Federal de Medicina. Resolução n. 2.168, de 21 de setembro de 2017. **Diário Oficial da União**, Brasília, DF, 10 nov. 2017b. Disponível em: <https://www.in.gov.br/materia/-/asset_publisher/KujrwOTZC2Mb/content/id/19405123/do1-2017-11-10-resolucao-n-2-168-de-21-de-setembro-de-2017-19405026>. Acesso em: 29 jan. 2021.

COELHO, G. B. Ciência, sociedade e complexidade: da disciplinarização do conhecimento à emergência de programas de pós-graduação interdisciplinares no Brasil. **Revista Brasileira de Pós-Graduação**, v. 14, 24 nov. 2017. Disponível em: <http://ojs.rbpg.capes.gov.br/index.php/rbpg/article/view/1455>. Acesso em: 29 jan. 2021.

COLLINS, F. S. **A linguagem de Deus**: um cientista apresenta evidências de que Ele existe. 5. ed. São Paulo: Gente, 2007.

COMPAGNONI, F. Vida. In: LEONE, S.; PRIVITERA, S.; CUNHA, J. T. da (Ed.). **Dicionário de bioética**. Aparecida: Santuário, 2001. p. 1124-1131.

COREN-PE – Conselho Regional de Enfermagem de Pernambuco. Origem da enfermagem. **Coren-PE**, 2020. Disponível em: <http://www.coren-pe.gov.br/novo/origem-da-enfermagem>. Acesso em: 29 jan. 2021.

CORTELLA, M. S. **Qual é a tua obra?** Inquietações, propositivas sobre gestão, liderança e ética. Petrópolis: Vozes, 2009.

COSTA, L. A. T.; GUILHEM, D. Educación en salud. In: DELDUQUE, M. C. et al. (Coord.). **El Derecho desde la calle**: Introducción crítica al Derecho a la Salud. Brasília: Universidade de Brasília, 2012. p. 176-188.

COUTINHO, A. L. C.; SIQUEIRA, A. C. B. Dignidade humana: uma perspectiva histórico-filosófica de reconhecimento e igualdade. **Problemata: Revista Internacional de Filosofia**, v. 8. n. 1, p. 7-23, 2017. Filosofia do direito: edição especial. Disponível em: <http://www.periodicos.ufpb.br/ojs/index.php/problemata/article/view/33627>. Acesso em: 29 jan. 2021.

D'AGOSTINO, F. **Bioética**: segundo o enfoque da filosofia do direito. São Leopoldo: Unisinos, 2006.

DABROCK, P. Bioethik des Menschen. In: HUBER, W.; MEIREIS, T.; REUTER, H.-R. (Ed.). **Handbuch der Evangelischen Ethik**. Munique: C. H. Beck, 2015. p. 517-584.

DANNER, F. O sentido da biopolítica em Michel Foucault. **Revista Estudos Filosóficos**, n. 4, 2010. Disponível em: <https://ufsj.edu.br/portal2-repositorio/File/revistaestudosfilosoficos/art9-rev4.pdf>. Acesso em: 29 jan. 2021.

DAVANZO, G. Capelão de hospital. In: LEONE, S.; PRIVITERA, S.; CUNHA, J. T. da (Ed.). **Dicionário de bioética**. Aparecida: Santuário, 2001. p. 118-122.

DAVIS, N. La deontologia contemporanea. In: SINGER, P. **Compendio de ética**. Madrid: Alianza, 2004. p. 291-308.

DI VINCENZO, A. Doação de órgãos. In: LEONE, S.; PRIVITERA, S.; CUNHA, J. T. da (Ed.). **Dicionário de bioética**. Aparecida: Santuário, 2001a. p. 320-322.

DI VINCENZO, A. Transplante de órgãos. In: LEONE, S.; PRIVITERA, S.; CUNHA, J. T. da (Ed.). **Dicionário de bioética**. Aparecida: Santuário, 2001b. p. 1100-1104.

DINIZ, D. Diagnóstico pré-natal e aborto seletivo. **PHYSIS: Revista de Saúde Coletiva**, Rio de Janeiro, v. 13, n. 2, p. 9-11, 2003. Disponível em: <http://www.scielo.br/pdf/physis/v13n2/a02v13n2.pdf>. Acesso em: 29 jan. 2021.

DINIZ, D.; GUILHEM, D. **O que é bioética?** São Paulo: Brasiliense, 2002.

DUNN, J. D. G. **A teologia do apóstolo Paulo**. São Paulo: Paulus, 2003. (Biblioteca de Estudos Bíblicos).

EMERICK, M. C. Apresentação. In: GENOMA HUMANO: ASPECTOS ÉTICOS, JURÍDICOS E CIENTÍFICOS DA PESQUISA GENÉTICA NO CONTEXTO AMAZÔNICO, Centro Universitário do Pará – Cesupa, Belém, 19-20 maio 2005. Disponível em: <http://docplayer.com.br/5877283-Genoma-humano-aspectos-eticos-juridicos-e-cientificos-da-pesquisa-genetica-no-contexto-amazonico.html>. Acesso em: 29 jan. 2021.

EPICURO. **Pensamentos**: texto integral. São Paulo: M. Claret, 2006.

ESCOBAR, S. Espírito y mensage de Clade II. In: CLADE II: América Latina y La evangelización em los años 80. Buenos Aires: FTL, 1979. p. 305-320.

FARIA, L. E. de; SANTOS, N. **Biotecnologia**: implicações jurídicas e bioéticas. São Paulo: Associação Nacional de Biossegurança, 2007.

FARIAS, M. C. V. **Bioética e biotecnologia**. 2008. Aula 5. Disponível em: <http://www.cesadufs.com.br/ORBI/public/uploadCatalago/1054 5809052012Bioetica_Aula_5.pdf>. Acesso em: 29 jan. 2021.

FASANELLA, G.; SILVESTRI, N.; SGRECCIA, E. Abstenção terapêutica. In: LEONE, S.; PRIVITERA, S.; CUNHA, J. T. da (Ed.). **Dicionário de bioética**. Aparecida: Santuário, 2001a. p. 3-5.

FASANELLA, G.; SILVESTRI, N.; SGRECCIA, E. Transplante de medula óssea. In: LEONE, S.; PRIVITERA, S.; CUNHA, J. T. da (Ed.). **Dicionário de bioética**. Aparecida: Santuário, 2001b. p. 1096-1100.

FERNÁNDEZ, J. G. **10 palavras-chave em bioética**. São Paulo: Paulinas, 2000. (Ética).

FONSECA, M. A. da. A tese complementar na trajetória de Foucault. In: MUCHAIL, S. T.; FONSECA, M. A. da; VEIGA-NETO, A. (Org.). **O mesmo e o outro**: 50 anos de história da loucura. Belo Horizonte: Autêntica, 2013. p. 147-155. Parte II: O que o homem pode e deve fazer de si mesmo?

FORTES, P. A. C.; ZOBOLI, E. L. C. P. Bioética e saúde pública. **Revista Cadernos**, Centro Universitário S. Camilo, São Paulo, v. 12, n. 2, p. 41-50, abr./jun. 2006. Disponível em: <https://saocamilo-sp.br/assets/artigo/cadernos/bioetica_e_saude_publica.pdf>. Acesso em: 21 jan. 2021.

FRATTALONE, R. Pessoa. In: LEONE, S.; PRIVITERA, S.; CUNHA, J. T. da (Ed.). **Dicionário de bioética**. Aparecida: Santuário, 2001. p. 837-844.

FREITAS, R. T. et al. Aspectos científicos e sociais da clonagem reprodutiva e terapêutica. **Revista Eletrônica F@pciência**, Apucarana, v. 1, n. 1, p. 41-49, 2007. Disponível em: <http://www.fap.com.br/fap-ciencia/edicao_2007/003.pdf>. Acesso em: 7 mar. 2020.

GAUDENZI, P.; SCHARAMM, F. R. A transição paradigmática da saúde como um dever do cidadão: um olhar da bioética em Saúde Pública. **Interface: Comunicação, Saúde, Educação**, Botucatu, v. 14, n. 33, p. 243-255, abr./jun. 2010. Disponível em: <http://dx.doi.org/10.1590/S1414-32832010000200002>. Acesso em: 21 jan. 2021.

GOLDIM, J. R. O princípio da precaução. In: INSTITUT SERVIER. **La prévention et la protection dans la société du risque**: le principe de précaution. Amsterdam: Elsevier, 2001. p. 15-16, 23-34. Disponível em: <https://www.ufrgs.br/bioetica/precau.htm#:~:text=Este%20Princ%C3%ADpio%20afirma%20que%20a,e%20decisiva%20utiliza%C3%A7%C3%A3o%20na%20Bio%C3%A9tica>. Acesso em: 21 jan. 2021.

GONÇALVES, F. Conceitos e critérios de morte. **Nascer e Crescer: Revista do Hospital de Crianças Maria Pia**, Porto, v. 16, n. 4, p. 245-248, 2007. Disponível em: <http://repositorio.chporto.pt/bitstream/10400.16/1123/1/ConceitosCriteriosMorte_16-4_Web.pdf>. Acesso em: 21 jan. 2021.

GRÄB-SCHMIDT, E. Umweltethik. In: HUBER, W.; MEIREIS, T.; REUTER, H.-R. (Ed.). **Handbuch der Evangelischen Ethik**. Munique: C. H. Beck, 2015. p. 649-704.

GRACIA, D. Incertezas metafísicas e religiosas: algumas considerações. In: PESSINI, L.; SIQUEIRA, J. E. de; HOSSNE, W. S. (Org.). **Bioética em tempo de incertezas**. São Paulo: Centro Universitário São Camilo; Loyola, 2010. p. 61-78.

HASTING, W.; POTTER, R. **Confie em mim**: desenvolvendo um estilo de liderança que os outros seguirão. Belo Horizonte: Motivar, 2005.

HEGEL, G. W. F. **Lecciones sobre la historia de la filosofia**. México: Fondo de Cultura Económica, 1985. v. 2.

HOSSNE, W. S. Sobre as incertezas da ciência. In: PESSINI, L.; SIQUEIRA, J. E. de; HOSSNE, W. S. (Org.). **Bioética em tempo de incertezas**. São Paulo: Centro Universitário São Camilo; Loyola, 2010. p. 79-106.

HOUAISS, A.; VILLAR, M. de S. **Dicionário Houaiss da língua portuguesa**. Rio de Janeiro: Objetiva, 2001.

HUBER, W. Rechtsethik. In: HUBER, W.; MEIREIS, T.; REUTER, H.-R. (Ed.). **Handbuch der Evangelischen Ethik**. Munique: C. H. Beck, 2015. p. 125-194.

JAPIASSÚ, H.; MARCONDES, D. **Dicionário básico de filosofia**. 4. ed. Rio de Janeiro: Zahar, 2006.

JUNGES, J. R. Direito à saúde, biopoder e bioética. **Interface: Comunicação, Saúde, Educação**, Botucatu, v. 13, n. 29, p. 285-95, abr./jun. 2009.

JUNQUEIRA, C. R. **Unidade de conteúdo**: bioética. São Paulo: Unifesp, 2012.

JUNQUEIRA, S. R.; JUNQUEIRA, C. R. Bioética e saúde pública. In: RAMOS, D. L. P. et al. **Bioética**: pessoa e vida. São Caetano do Sul: Difusão, 2009. p. 97-115.

JUST JR., A. A. **Evangelio según San Lucas**. Madri: Ciudad Nueva, 2006. (La Biblia Comentada por los Padres de la Iglesia, Nuevo Testamento, 3).

KANT, I. **A fundamentação da metafísica dos costumes**. Lisboa: Edições 70, 2011.

KANT, I. **Fundamentação da metafísica dos costumes e outros escritos**. São Paulo: M. Claret, 2004.

KANT, I. **Fundamentação da metafísica dos costumes**. Lisboa: Edições 70, 2007.

LAERCIO, D. **Vidas de los filosofos mas ilustres**. Madrid: Espasa-Calpe, 1949.

LANDMANN, J. **A outra face da medicina**. Rio de Janeiro: Salamandra, 1984.

LEITE, T. H.; HENRIQUES, R. H. A. Bioética em reprodução humana assistida: influência dos fatores sócio-econômico-culturais sobre a formulação das legislações e guias de referência no Brasil e em outras nações. **Physis: Revista de Saúde Coletiva**, Rio de Janeiro, v. 24, n. 1, p. 31-47, 2014. Disponível em: <http://www.scielo.br/scielo.php?pid=S0103-73312014000100031&script=sci_abstract&tlng=pt>. Acesso em: 21 jan. 2021.

LENOIR, N. Promover o ensino da bioética no mundo. **Bioética**, v. 4, n. 1, p. 65-70, 1996.

LEONE, S. Ecologia. In: LEONE, S.; PRIVITERA, S.; CUNHA, J. T. (Coord.). **Dicionário de bioética**. Aparecida: Perpétuo Socorro/Santuário, 2001a. p. 351-355.

LEONE, S. Meios auxiliares de diagnóstico. In: LEONE, S.; PRIVITERA, S.; CUNHA, J. T. (Coord.). **Dicionário de bioética**. Aparecida: Perpétuo Socorro/Santuário, 2001b. p. 731-734.

LEONE, S. Placebo. In: LEONE, S.; PRIVITERA, S.; CUNHA, J. T. (Coord.). **Dicionário de bioética**. Aparecida: Perpétuo Socorro/Santuário, 2001c. p. 845-847.

LEONE, S. Qualidade da vida. In: LEONE, S.; PRIVITERA, S.; CUNHA, J. T. (Coord.). **Dicionário de bioética**. Aparecida: Perpétuo Socorro/Santuário, 2001d. p. 947-951.

LEONE, S.; PRIVITERA, S. Bioética. In: LEONE, S.; PRIVITERA, S.; CUNHA, J. T. (Coord.). **Dicionário de bioética**. Aparecida: Perpétuo Socorro/Santuário, 2001. p. 87-96.

LIMA, A. C. T. Sobre o ensino da bioética: um desafio transdisciplinar. **Nascer e Crescer: Revista do Hospital de Crianças Maria Pia**, Porto, v. 19, n. 2, 2010.

LIMA, C. Do conceito ao diagnóstico de morte: controvérsias e dilemas. **Artigos Originais**, v. 12, n. 1, p. 6-10, jan./mar. 2005. Disponível em: <http://www.spmi.pt/revista/vol12/vol12_n1_2005_06-10.pdf>. Acesso em: 21 jan. 2021.

LIPARI, A. Virtudes cardeais. In: LEONE, S.; PRIVITERA, S.; CUNHA, J. T. (Coord.). **Dicionário de bioética**. Aparecida: Santuário, 2001. p. 1145-1149.

LUKAC, M. L. **Fundamentos filosóficos de la bioética contemporánea**. Buenos Aires: Academia Nacional de Ciencias Morales y Políticas, 2007.

LUKÁCS, G. **Ontologia do ser social**: os princípios fundamentais em Marx. São Paulo: Ciências Humanas, 1979.

MADEIRA, P. Argumentos sobre o aborto. **Crítica**, 2 mar. 2004. Disponível em: <https://criticanarede.com/aborto1.html>. Acesso em: 21 jan. 2021.

MARINELLI, M. Urgência médica. In: LEONE, S.; PRIVITERA, S.; CUNHA, J. T. da (Ed.). **Dicionário de bioética**. Aparecida: Santuário, 2001. p. 1112-1114.

MARTIN, C. Existencialismo religioso. In: DREYFUS, H.; WRATHALT, M. (Org.). **Fenomenologia e existencialismo**. São Paulo: Loyola, 2012. p. 177-191.

MARX, K. **Teses sobre Feuerbach**. 1845. Disponível em: <https://www.marxists.org/portugues/marx/1845/tesfeuer.htm>. Acesso em: 21 jan. 2021.

MILL, S. **Sobre a liberdade**. São Paulo: Hedra, 2011.

MORAIS, T. R.; MORAIS, M. R. Doação de órgãos: é preciso educar para avançar. **Saúde em Debate**, Rio de Janeiro, v. 36, n. 95, p. 633-639, out./dez. 2012.

MORIN, E. **A cabeça bem-feita**: repensar a reforma – reformar o pensamento. Rio de Janeiro: Bertrand Brasil, 2003.

MORRIS, L. **Lucas**: introdução e comentário. São Paulo: Vida Nova; Mundo Cristão, 1983.

MOULE, C. F. D. **The Meaning of Hope**. Philadelphia: Fortress Press, 1963.

MOURA, D. T. A ética dos estoicos antigos e o estereótipo estoico na modernidade. **Cadernos Espinosanos**, n. 26, p. 110-129, 2012. Disponível em: <https://www.revistas.usp.br/espinosanos/article/download/89459/92306/>. Acesso em: 21 jan. 2021.

MOURANI, D. S. **Michel Foucault e a vontade de saber**. Dissertação (Mestrado em Filosofia) – Pontifícia Universidade Católica de São Paulo, São Paulo, 2009.

NEVES, D. A. Clonagem reprodutiva. **Nascer e Crescer: Revista do Hospital de Crianças Maria Pia**, Porto, v. 19, n. 1, p. 34-40, 2010. Disponível em: <http://repositorio.chporto.pt/bitstream/10400.16/670/1/v19n1artPAB.pdf>. Acesso em: 21 jan. 2021.

NEVES, M. do C. P.; MARTINS, A. F. Oceanos. In: LEONE, S.; PRIVITERA, S.; CUNHA, J. T. da (Ed.). **Dicionário de bioética**. Aparecida: Santuário, 2001. p. 769-773.

NEVES, M. do C. P.; SOARES, J. O paciente como pessoa. In: NEVES, M. do C. P.; SOARES, J. (Coord.). **Ética aplicada**: saúde. Lisboa: Almedina, 2018. p. 9-28.

OLIVEIRA, M. A. de. **Ética, direito e democracia**. São Paulo: Paulus, 2010. (Ethos).

OLIVEIRA, R. A. de. Questões éticas no final da vida. In: SIQUEIRA, J. E.; ZOBOLI, E.; KIPPER, D. J. (Org.). **Bioética clínica**. São Paulo: Gaia, 2008. p. 245-256.

OLIVEIRA, R. M. K. de. **Para não perder a alma**: o cuidado aos cuidadores. São Leopoldo: Sinodal, 2012.

ONU – Organização das Nações Unidas. **Declaração Universal dos Direitos Humanos**. Paris: ONU, 1948. Disponível em: <https://www.oas.org/dil/port/1948%20Declara%C3%A7%C3%A3o%20Universal%20dos%20Direitos%20Humanos.pdf>. Acesso em: 21 jan. 2021.

PENNA, P. M. M. et al. Biossegurança: uma revisão. **Arquivos do Instituto Biológico**, São Paulo, v. 77, n. 3, p. 555-465, jul./set. 2010. Disponível em: <http://www.biologico.sp.gov.br/uploads/docs/arq/v77_3/penna.pdf>. Acesso em: 21 jan. 2021.

PESSALACIA, J. D. R.; CORTES, V. F.; OTTONI, A. Bioética e doação de órgãos no Brasil: aspectos éticos na abordagem à família do potencial doador. **Revista Bioética**, v. 19, n. 3, p. 671-682, 2011. Disponível em: <http://revistabioetica.cfm.org.br/index.php/revista_bioetica/article/view/670>. Acesso em: 21 jan. 2021.

PINHEIRO, M. Comportamento humano: interação entre genes e ambiente. **Educar em Revista**, Curitiba, n. 10, 1994. Disponível em: <http://www.scielo.br/scielo.php?script=sci_arttext&pid=S0104-40601994000100007>. Acesso em: 21 jan. 2021.

PINTO, V. F. Saúde e inclusão. In: NEVES, M. do C. P.; SOARES, J. (Coord.). **Ética aplicada**: saúde. Lisboa: Almedina, 2018. p. 308-328.

PRIVITERA, S. Liberdade. In: LEONE, S.; PRIVITERA, S.; CUNHA, J. T. da (Ed.). **Dicionário de bioética**. Aparecida: Santuário, 2001a. p. 657-660.

PRIVITERA, S. Utilitarismo. In: LEONE, S.; PRIVITERA, S.; CUNHA, J. T. da (Ed.). **Dicionário de bioética**. Aparecida: Santuário, 2001b. p. 1114-1115.

PRODOMO, R. Segredo profissional. In: LEONE, S.; PRIVITERA, S.; CUNHA, J. T. da (Ed.). **Dicionário de bioética**. Aparecida: Santuário, 2001. p. 1012-1015.

QUATTROCCHI, P. Medicina estética. In: LEONE, S.; PRIVITERA, S.; CUNHA, J. T. da (Ed.). **Dicionário de bioética**. Aparecida: Santuário, 2001. p. 693-697.

QUEIROZ, V. S. A dignidade da pessoa humana no pensamento de Kant: da fundamentação da metafísica dos costumes à doutrina do direito – uma reflexão crítica para os dias atuais. **Jus.com.br**, jul. 2005. Disponível em: <https://jus.com.br/artigos/7069/a-dignidade-da-pessoa-humana-no-pensamento-de-kant/1. 2005>. Acesso em: 21 jan. 2021.

RAMOS, D. L. P.; LUCATO, M. C. O conceito de pessoa humana da bioética personalista (personalismo ontologicamente fundado). **Revista Pistis Práxis: Teologia Pastoral**, Curitiba, v. 2, n. 1, p. 57-75, jan./jun. 2010. Disponível em: <http://www.bioetica.org.br/library/modulos/varias_bioeticas/arquivos/varias_personalista.pdf>. Acesso em: 21 jan. 2021.

RASPANTI, A. Antropologia teológica. In: LEONE, S.; PRIVITERA, S.; CUNHA, J. T. da (Ed.). **Dicionário de bioética**. Aparecida: Santuário, 2001. p. 56-58.

RAWLS, J. **Uma teoria da justiça**. São Paulo: M. Fontes, 2000.

REICH, W. T. Compaixão. In: LEONE, S.; PRIVITERA, S.; CUNHA, J. T. da (Ed.). **Dicionário de bioética**. Aparecida: Santuário, 2001. p. 175-178.

REPORTE Belmont: principios eticos y directrices para la proteccion de sujetos humanos de investigacion. Reporte de la Comisión Nacional para la Protección de Sujetos Humanos de Investigación Biomédica y de Comportamiento. 1974. Disponível em: <https://www.fhi360.org/sites/default/files/webpages/po/RETC-CR/nr/rdonlyres/ena7zwmzpxffu44jh4evwz55t2cm3xeg7kxwld3hjae6np2vynxn3dy5hg7tsjtaglwlkz57zxrmho/belmontSP.pdf>. Acesso em: 21 jan. 2021.

REUTER, H.-R. Grundlagen und Methoden der Ethik. In: HUBER, W.; MEIREIS, T.; REUTER, H.-R. (Ed.). **Handbuch der Evangelischen Ethik**. Munique: C. H. Beck, 2015. p. 9-124.

RIBEIRO NETO, J. C. **Dignidade Humana (Menschenwürde)**: evolução histórico-filosófica do conceito e de sua interpretação à luz da Jurisprudência do Tribunal Constitucional Federal alemão, do Supremo Tribunal Federal e do Tribunal Europeu de Direitos Humanos. Dissertação (Mestrado em Direito) – Universidade de Brasília, Brasília, 2013.

ROCHA, S. S. **Biossegurança, um novo desafio na formação do profissional de saúde pública**: avaliação da implementação do Programa Nacional de Capacitação em Biossegurança Laboratorial na Bahia. 165 f. Dissertação (Mestrado em Educação) – Universidade Federal da Bahia, Salvador, 2003.

RODRIGUES, M. S. Os modelos explicativos da bioética e seus fundamentos filosóficos: semelhanças, diferenças e condições de aplicação. In: WORLD CONGRESS ON COMMUNICATION AND ARTS, 8., 19-22 abr. 2015, Salvador. Disponível em: <http://copec.eu/congresses/wcca2015/proc/works/51.pdf>. Acesso em: 21 jan. 2021.

SALES, L. A controvérsia em torno da liberação das pesquisas com células-tronco embrionárias no Brasil: justificativas e moralidades. In: MONTERO, P. (Org.). **Religiões e controvérsias públicas**: experiências, práticas sociais e discursos. São Paulo: Terceiro Nome; Campinas: Unicamp, 2015. p. 75-96.

SANTOS, T. M. **Manual de filosofia**. 17. ed. São Paulo: Companhia Editora Nacional, 1972.

SCHAEFFER, F. **Poluição e morte do homem**: uma perspectiva cristã da Ecologia. Rio de Janeiro: Juerp, 1976.

SCHELKE, K. H. **Teologia del Nuevo Testamento**. Barcelona: Herder, 1975. v. 3.

SCHNEEWIND, J. B. La filosofia moral moderna. In: SINGER, P. **Compendio de ética**. Madrid: Alianza, 2004. p. 217-234.

SCHROER, M. **Soziologische Theorien**: Von den Klassikern bis zur Gegenwart. Paderborn: Brill Deutschland, 2017.

SILVA, J. A. A dignidade da pessoa humana como valor supremo da democracia. **Revista de Direito Administrativo**, Rio de Janeiro, v. 212, p. 89-94, abr./jun. 1998. Disponível em: <http://bibliotecadigital.fgv.br/ojs/index.php/rda/article/view/47169>. Acesso em: 21 jan. 2021.

SILVA, W. C. Clonagem humana: abordagem sociológica e jurídica. In: CONGRESSO PORTUGUÊS DE SOCIOLOGIA, 6., 25-28 jun. 2008, Lisboa. Disponível em: <http://associacaoportuguesasociologia.pt/vicongresso/pdfs/600.pdf>. Acesso em: 21 jan. 2021.

SINGER, P. Aborto. Tradução de Faustino Vaz. **Crítica**, 28 jan. 2005. Disponível em: <https://criticanarede.com/eti_aborto.html>. Acesso em: 21 jan. 2021.

SOUZA, K. K. P. C.; ALVES, O. F. As principais técnicas de reprodução humana assistida. **Saúde & Ciência em Ação: Revista Acadêmica do Instituto de Ciências da Saúde**, v. 2, n. 1, p. 26-37, jan./jul. 2016. Disponível em: <http://revistas.unifan.edu.br/index.php/RevistaICS/article/view/182/139>. Acesso em: 21 jan. 2021.

STARK, R. **O crescimento do cristianismo**: um sociólogo reconsidera a história. São Paulo: Paulinas, 2006. (Repensando a Religião).

SURALL, F. Ethik der Lebensformen. In: HUBER, W.; MEIREIS, T.; REUTER, H.-R. (Ed.). **Handbuch der Evangelischen Ethik**. Munique: C. H. Beck, 2015. p. 451-516.

TRINDADE, R. Foucault: conhecimento e cuidado de si. **Razão Inadequada**, 2021. Disponível em: <https://razaoinadequada.com/2016/11/27/foucault-conhecimento-e-cuidado-de-si/>. Acesso em: 21 jan. 2021.

VEIGA-NETO, A.; LOPES, M. C. Rebatimentos: a inclusão como dominação do outro pelo mesmo. In: MUCHAIL, S. T.; FONSECA, M. A. da; VEIGA-NETO, A. (Org.). **O mesmo e o outro**: 50 anos de História da loucura. Belo Horizonte: Autêntica, 2013. p. 103-123.

VENTAFRIDDA, V. Tratamentos paliativos. In: LEONE, S.; PRIVITERA, S.; CUNHA, J. T. da (Ed.). **Dicionário de bioética**. Aparecida: Santuário, 2001. p. 1105-1107.

VIAFORA, C. Princípios da bioética. In: LEONE, S.; PRIVITERA, S.; CUNHA, J. T. da (Ed.). **Dicionário de bioética**. Aparecida: Santuário, 2001. p. 874-880.

WARREN, M. A. El aborto. In: SINGER, P. **Compendio de ética**. Madrid: Alianza, 2004. p. 417-432.

WEYNE, B. C. Dignidade da pessoa humana na filosofia moral de Kant. **Themis: Revista da Escola Superior da Magistratura do Estado do Ceará**, v. 5, n. 1, p. 15-41, jan./jul. 2007. Disponível em: <https://philarchive.org/archive/WEYDOT>. Acesso em: 21 jan. 2021.

WEYNE, B. C. **O princípio da dignidade humana a partir da filosofia de Immanuel Kant**. Dissertação (Mestrado em Direito) – Universidade de Fortaleza, Fortaleza, 2011.

WITSCHEN, D. Justiça. In: LEONE, S.; PRIVITERA, S.; CUNHA, J. T. da (Ed.). **Dicionário de bioética**. Aparecida: Santuário, 2001. p. 617-622.

ZATZ, M. Projeto genoma humano e ética. **São Paulo em Perspectiva**, São Paulo, v. 14, n. 3, jul.-set. 2000. Disponível em: <http://www.scielo.br/scielo.php?script=sci_arttext&pid=S0102-88392000000300009>. Acesso em: 21 jan. 2021.

ZIMMERMANN, M. H. **A bioética na formação do profissional enfermeiro:** contribuição para um cuidado mais humanizado. Dissertação (Mestrado em Educação) – Pontifícia Universidade Católica do Paraná, Curitiba, 2006.

ZOBOLI, E. L. C. P. **Bioética e atenção básica:** um estudo de ética descritiva com enfermeiros e médicos do Programa Saúde da Família. Tese (Doutorado em Serviços de Saúde) – Universidade de São Paulo, São Paulo, 2003.

BIBLIOGRAFIA COMENTADA

ABBAGNANO, N. **Dicionário de filosofia**. São Paulo: M. Fontes, 2007.
É uma obra de referência no campo da filosofia. O autor mostra com precisão como foram se desenvolvendo os conceitos e como se articulavam e se articulam. Sublinha quando há ambiguidade de sentido, bem como a história linguística dos conceitos filosóficos, mostrando seu significado original e seus desenvolvimentos. Com 2.500 verbetes, muitos termos filosóficos estão registrados, explicados e documentados.

BARBAS, S. M. de A. N. **Direito do genoma humano**. Tese (Doutorado em Ciências Jurídicas) – Universidade Autónoma de Lisboa, Coimbra, 2007.
A tese dessa professora portuguesa de Direito nos introduz em um estudo sólido da bioética como direito. A autora inicia com a delimitação do seu objeto de pesquisa e a apresentação do seu plano de exposição. No estudo, Barbas mostra as transformações da ciência desde antes da descoberta do genoma, do DNA, da decodificação do genoma humano, até a chamada *quarta revolução da medicina*, a medicina preditiva. Com isso, houve o surgimento da terapia gênica e da engenharia genética de melhoramento.

A autora ainda descreve o enquadramento religioso do tema na posição católica, muçulmana e judaica, bem como o enquadramento bioético, o debate sobre biodireito, o princípio da autonomia privada, o direito à autodeterminação genômica, o debate sobre clonagem terapêutica e reprodutiva, o direito da família, os limites da aplicação da pesquisa genômica no ambiente de trabalho, os limites das seguradoras quanto ao conhecimento do genoma do segurado e a aplicação da pesquisa genômica ao direito processual penal.

BYK, C. **Tratado de bioética**: em prol de uma nova utopia civilizadora? São Paulo: Paulus, 2015. (Ethos).
Essa obra caracteriza as origens da bioética, suas fontes e seu enfrentamento com a tecnociência. O autor trabalha o discurso sobre o método, a linguagem, as instituições e os atores. Ele conseguiu aplicar muito bem as reflexões à dimensão humana, apontando para o poder existente na bioética e a sua vinculação ao senso de responsabilidade e de solidariedade, bem como à globalização e à ponte para o futuro.

COLLINS, F. S. **A linguagem de Deus**: um cientista apresenta evidências de que Ele existe. 5. ed. São Paulo: Gente, 2007.
Diretor do Projeto Genoma Humano, o autor é tido como o cientista que mais rastreou genes com a finalidade de encontrar tratamento para diversas doenças. Nesse livro, apresenta evidências de que a ciência e a fé devem caminhar juntas a favor da humanidade, produzindo reconciliação e harmonia, além de reflexões sobre a bioética como prática moral da ciência e da medicina.

FERNÁNDEZ, J. G. **10 palavras-chave em bioética**. São Paulo: Paulinas, 2000. (Ética).
O autor traz uma ótima reflexão sobre os dez conceitos fundamentais da bioética. Apresenta a história e a fundamentação da bioética, bem como os princípios que a norteiam. Com base nisso, aborda os temas do aborto, da eutanásia, da pena de morte, da reprodução assistida, da manipulação genética, da aids, das drogas, do transplante de órgãos e da ecologia. Salienta que a bioética exige eficácia, produtividade e originalidade.

HUBER, W. Rechtsethik. In: HUBER, W.; MEIREIS, T.; REUTER, H.-R. (Ed.). **Handbuch der Evangelischen Ethik**. Munique: C. H. Beck, 2015. p. 125-194.

Esse manual, em alemão, sobre a ética evangélica é fundamental para se desenvolver pontos de referência a respeito da bioética na compreensão da teologia protestante. São apresentados, por pensadores alemães, os fundamentos e os métodos, a relação entre ética e direito e a dimensão política, social, econômica, cultural, vivencial, humana, animal e ecológica, levando em conta o constante fortalecimento da opção advinda da secularização da sociedade ocidental. Os autores manifestam o potencial da realização na busca por um universo mais fraterno e autêntico. O manual traz fundamentos para a elaboração de posicionamentos no campo da ciência, da justiça, da saúde e dos meios de comunicação, com informações para tomada de decisões no campo da bioética.

LEONE, S.; PRIVITERA, S.; CUNHA, J. T. da (Ed.). **Dicionário de bioética**. Aparecida: Santuário, 2001.

Esse dicionário foi um ponto de referência em todas as questões que dizem respeito ao estudo desenvolvido no presente livro. Editado por Leone e Privitera, promotores do Instituto Siciliano de Bioética, apoiados por Cunha, editor brasileiro, reúne textos de 150 especialistas de várias nacionalidades. O dicionário é pautado pela multiculturalidade. Está a serviço da bioética, para proteger a pérola da vida, sob uma perspectiva ecumênica, por isso serve como instrumento útil e prático para a Integridade da pessoa, o respeito da vida e do cosmos, em um contexto de globalização crescente da cultura.

NEVES, M. do C. P.; SOARES, J. (Coord.). **Ética aplicada**: saúde. Lisboa: Almedina, 2018

Esse estudo ajudou a aplicar as questões de ética ao campo específico da saúde. Aborda o paciente como pessoa, a humanização em saúde, o papel social da medicina, as relações interpessoais e institucionais na prática clínica, as prioridades em saúde e a defesa do paciente. Os desafios éticos são tratados na fecundação, na infância, na adolescência, na vida adulta com suas doenças, nas vulnerabilidades, na inclusão, no processo de envelhecimento e no processo de morte.

OLIVEIRA, M. A. de. **Ética, direito e democracia**. São Paulo: Paulus, 2010. (Ethos).

O autor apresenta o debate sobre a configuração teórica, relatando os desafios éticos contemporâneos, a relação entre ética e técnica, as intenções teleológicas em Vittorio Hösle e a tensão entre absolutismo e relativismo. Desenvolve a teoria normativa da política: direito e democracia. O autor apresenta também os direitos humanos na ótica da filosofia e da teologia latino-americanas da libertação. Acentua a relação entre educação, autonomia e direito, bem como entre comunicação, ética e cidadania. Trata-se de um bom referencial para a temática da bioética.

STARK, R. **O crescimento do cristianismo**: um sociólogo reconsidera a história. São Paulo: Paulinas, 2006. (Repensando a Religião).

Essa obra é essencial para perceber as influências profundas geradas pelo cristianismo na história geral da humanidade. Stark, como sociólogo, destaca o papel transformador do cristianismo no Império Romano, em especial no campo da saúde. O alvo do autor é reconstituir o crescimento do cristianismo, procurando mostrar de que forma um movimento minúsculo e obscuro da periferia do Império Romano desbancou o paganismo clássico e se tornou a religião dominante da civilização ocidental.

Os cristãos se destacam por sua generosidade com pessoas em necessidades e dificuldades. Muitos perderam a vida cuidando de doentes. Os cristãos criaram uma miniatura do estado de bem-estar social em um império carente de serviços sociais, e o bem era feito a todos os seres humanos. As doutrinas cristãs proibiam o infanticídio e o aborto, bem como o divórcio, o incesto, a infidelidade conjugal e a poligamia.

A assistência aos enfermos, aos inválidos e aos dependentes mostraram a autenticidade e a credibilidade cristã. O cristianismo trouxe uma nova concepção de humanidade a um mundo saturado da crueldade caprichosa e do amor substitutivo da morte. Os princípios sociais descritos por Stark são relevantes para o estudo da bioética.

RESPOSTAS

Capítulo 1
1. c
2. a
3. b
4. d
5. c
6. a

Capítulo 2
1. a
2. b
3. a
4. d
1. c

Capítulo 3
1. a
2. c
3. d
4. b
5. d

Capítulo 4
1. a
2. c
3. d
4. b
5. b

Capítulo 5
1. c
2. b
3. d
4. b
5. d

Capítulo 6
1. c
2. a
3. e
4. a
5. c

SOBRE O AUTOR

Marlon Ronald Fluck é bacharel em Teologia pela Faculdade de Teologia da Escola Superior de Teologia, de São Leopoldo/RS (1980), integralizado pela Faculdade Evangélica do Paraná (2007). Especialista em Sociologia Urbana pela Universidade do Vale do Rio dos Sinos (Unisinos, 1986), também de São Leopoldo/RS, e em Serviço Social da Família pela Universidade Luterana do Brasil (Ulbra, 1990), de Canoas/RS. Mestre em Teologia e História pela Escola Superior de Teologia (1983-1984). Doutor em Teologia e História pela Universidade de Basileia, na Suíça, (1993-1998), grau reconhecido pela Escola Superior de Teologia (2004).

Realizou pesquisas pós-doutorais sobre confessionalização da Igreja Evangélica de Confissão Luterana no Brasil (em Berlim e Darmstadt, na Alemanha), sobre história da presença luterana em Curitiba (Berlim) e sobre história da Bíblia de Almeida (em Halle, na Alemanha).

Foi professor do curso de Teologia, de Medicina Veterinária e de Psicologia na Faculdade Evangélica do Paraná (2004-2016). Foi professor do mestrado em Teologia na Faculdades Batista do Paraná (Fabapar), em Curitiba/PR (2013-2017). Foi coordenador do bacharelado em Teologia em educação a distância na Faculdade São Braz (2018-2019).

Atualmente, é professor da Faculdade Teológica Betânia, professor conteudista da Uninter e pesquisador do grupo de pesquisa do Núcleo Paranaense de Pesquisas e Estudos em Religião da Universidade Federal do Paraná (NUPPER-UFPR), da Associação Nacional de Professores Universitários de História (ANPUH) e da Fraternidade Teológica Latino-Americana (FTL). Além disso, é pastor evangélico (atuou como titular em Maringá/PR e São Leopoldo/RS) desde 1981 e professor universitário de Teologia desde 1985.

É autor de 21 livros, 45 capítulos de obras e 33 artigos científicos.